HEBAMME
SIMONE HARTWIGSEN

Baby im Bauch, Fragen im Kopf

Emotional gestärkt durch Schwangerschaft, Geburt und Babyzeit

INHALT

Babyzeit 131

Anhang

VORWORT

Ich bin Mone, 33 Jahre alt, verheiratet, Mama einer Tochter und seit 2013 examinierte Hebamme. Als ich meinem Umfeld damals sagte, dass ich diesen Beruf erlernen möchte, schauten mich alle mit großen Augen an. Denn ich konnte kein Blut sehen. Schon beim kleinsten Tropfen musste ich mich hinlegen, mir wurde schlecht und wenn es ganz blöd lief, hat mich auch gern mal mein Kreislauf verlassen. Wie also sollte es klappen, dass ich mit meinem »Ich kann kein Blut sehen« wirklich Hebamme werde? Ich war mir sicher, dass ich es schaffen würde. Dass ich in diesem Zusammenhang meine Sicht auf Blut einfach verändern würde und dank dieser veränderten Perspektive keine Probleme haben würde, meinen Traumberuf zu erlernen. Und genau so war es auch. Blut in Verbindung mit einem Unfall oder einer Kreuzband-OP ist für mich ein anderes Blut als in Verbindung mit einer Geburt.

Warum ich dir das erzähle? Weil es mich ziemlich früh gelehrt hat, dass es nicht die Tatsachen an sich sind, die uns manchmal das Leben schwer machen, sondern dass es häufig die Perspektive ist, aus der heraus wir die Dinge betrachten.

Ich habe als Hebamme in den letzten Jahren Schicksalsschläge miterlebt, die mir noch heute den Hals zuschnüren. Ich habe Situationen begleitet, die ich niemals selbst erleben möchte. Und ich habe Tränen getrocknet, von denen ich hoffe, sie nie selbst vergießen zu müssen. Erst mein Beruf hat mir gezeigt, wie begrenzt unsere Zeit hier auf Erden ist und wie unfassbar kostbar Gesundheit ist. Welche Rolle es spielt, mit welcher inneren Einstellung man durchs Leben geht, und wie wichtig es ist, zu verstehen, dass alle Lebensumstände aus verschiedenen Perspektiven zu verschiedenen Geschichten führen. Wenn wir das begreifen, haben wir in jeder Situation die Chance, unseren Blick auf die Dinge zu verändern. Deine Realität ist am Ende immer nur **deine eigene** Realität. Und während dein Glas vielleicht halb leer ist, ist das gleiche Glas für dein Gegenüber vielleicht halb voll.

Ich versuche, in diesem Buch möglichst viele Blickwinkel aufzuführen, möglichst viele Situationen anzusprechen und auf viele Eventualitäten einzugehen. Ich wünschte, es wäre möglich, alle Abzweigungen rund um die Themen Schwangerschaft, Geburt und Babyzeit zu thematisieren, aber das ist es leider nicht. Gleichzeitig möchte ich natürlich niemanden verletzen oder emotional triggern, aber auch hier kann es passieren, dass manche Themen, Erklärungen oder Perspektiven einen bereits wunden Punkt treffen. Sollte dem so sein, empfehle ich, zu schauen, woher der wunde Punkt stammt, warum du dich getriggert fühlst und was du tun kannst, um diesen Triggerpunkt aufzulösen. Ich wünsche dir von Herzen das Beste und habe mit keinem meiner Worte vor, dich in irgendeiner Weise zu treffen oder gar zu verletzen.

Um emotional gestärkt zu sein für Schwangerschaft, Geburt und die erste Zeit mit Baby, ist es wichtig, zu verstehen, dass es zwar viele Studien, Leitlinien und allgemein viel (medizinisches) Wissen gibt, man aber trotzdem alle Bereiche völlig individuell betrachten muss. Es gibt nicht **den** einen Weg, **die** eine Empfehlung und vor allem gibt es kein Richtig oder Falsch.

Und während es immer mehr Neuerungen gibt, Trends und Züge, auf die man aufspringen kann, verlieren viele die wichtigsten Dinge aus den Augen: ihr Bauchgefühl, ihr Selbstwertgefühl, ihr Selbstvertrauen. Wir alle haben es in uns und wir alle könnten es jederzeit abrufen, wenn wir bereit dafür sind, uns von gesellschaftlichen Wunschvorstellungen zu lösen, wenn wir lernen, auf uns selbst zu achten und nicht pausenlos nur links und rechts zu schauen. Und wenn wir vor allem eins machen: uns selbst und (später) unserem Baby zu vertrauen.

SCHWANGERSCHAFT

» Der Test ist positiv, und nun?

» Wenn es darum geht, wie du emotional am besten durch diese aufregende Zeit kommst, dann fängt es mit dem positiven Schwangerschaftstest an.

VON SCHOCKSTARRE BIS VORFREUDE

Eine Schwangerschaft scheint das Normalste der Welt zu sein. Vielleicht hast du im Freundeskreis schon mitbekommen, dass die meisten innerhalb von sechs Zyklen schwanger werden. Vielleicht hast du aber auch mitbekommen, dass ein Kinderwunsch manchmal längere Zeit unerfüllt bleiben kann, und dass manche nur dank modernster Medizin die Chance auf ein eigenes Kind bekommen. Vielleicht bist du selbst bereits im ersten Zyklus schwanger geworden, vielleicht hast du aber auch eine Kinderwunschbehandlung hinter dir, um dieses Buch in deinen Händen zu halten. Wie auch immer es dazu kam, dass auf deinem Schwangerschaftstest ein zweiter Strich erschien: Es ist ein Wunder. Es gibt so viele Zahlen, Daten und Fakten, die zeigen, dass schwanger werden, schwanger sein und schwanger bleiben nichts ist, was vom Himmel fällt. Und während zehn bis 15 Prozent aller Schwangerschaften frühzeitig enden und nicht wenige Frauen eine Fehlgeburt erleben, hat man trotzdem das Gefühl, dass viele eine Schwangerschaft als selbstverständlich ansehen.

Wenn es also darum geht, wie man emotional am besten durch diese aufregende Zeit kommt, dann fängt es genau hier an – mit deinem positiven Schwangerschaftstest. Jetzt geht es darum, zu verstehen und zu begreifen, welches Wunder da gerade wahr wird. Zu sehen, welche Höchstleistungen dein Körper in den nächsten Wochen und Monaten vollbringen wird. Und zu realisieren, dass eben nichts von all dem einfach so vom Himmel fällt, auch wenn es da draußen in der Gesellschaft manchmal den Anschein macht. Als wäre Kinderkriegen das Leichteste der Welt.

Wie oft hat man sich vorgestellt, wie es wohl sein wird, wenn der Tag gekommen ist, an dem dort wirklich ein zweiter Strich erscheint. Und wenn es dann plötzlich so weit ist, ist die eigene Reaktion meist eine ganz andere als erwartet.

So war es bei mir

Unsere eigene Kinderwunschgeschichte ging deutlich länger als erwartet. Es blieben mir einige Monate, fast schon Jahre, in denen ich mir ausmalen konnte, wie es eines Tages sein würde. Dieser Moment, wenn man auf einen Schwangerschaftstest pinkelt und er wirklich positiv ist. Als es über eineinhalb Jahre, einige Monate in der Kinderwunschklinik und eine Operation später endlich so weit war, dass ich – völlig überraschend, ohne künstliche Befruchtung, aber dank moderner Medizin – endlich einen positiven Schwangerschaftstest in der Hand hielt, war meine Reaktion ganz anders, als ich es mir vorgestellt hatte. Diese Emotionen, die da mit einem Mal durch einen durchrauschen, sind mit keinen Worten zu beschreiben. Man kann es sich zuvor noch so sehr ausmalen, es kommt definitiv anders, als man denkt. Ich wusste nicht mehr, wo oben und unten ist. Mir war schlecht. So unfassbar schlecht. Mein Magen schlug gefühlt Purzelbäume und mir blieb die Luft zum Atmen weg. Dieser Moment, auf den ich so, so lange gewartet hatte, war endlich da. Um ehrlich zu sein, völlig unerwartet, hätten wir doch genau vier Wochen später mit der ersten künstlichen Befruchtung gestartet und absolut nicht damit gerechnet, dass entgegen allen Wahrscheinlichkeiten dieser Sechser im Lotto wahr würde und ich tatsächlich wie durch ein Wunder und in letzter Sekunde auf natürlichem Weg schwanger würde.

Man kann es kaum realisieren, weiß nicht, was man zuerst machen soll, und nachdem da vielleicht erst einmal völlige Leere war, kommen einem zig Fragen in den Kopf:

- Wo soll man nun anfangen?
- Wo weitermachen?
- Wie soll man all das sortieren?
- Wie soll man Ruhe bewahren, klar denken und gleichzeitig alles richtig machen?

BABY IM BAUCH. FRAGEN IM KOPF.

In den nachfolgenden Kapiteln möchte ich dir für diesen neuen Lebensabschnitt verschiedene Sichtweisen, Blickwinkel und Impulse aufzeigen. Dir zeigen, wie du für dich den optimalen Weg findest, durch Schwangerschaft, Geburt und Babyzeit zu kommen, ohne zu viel nach links und rechts zu schauen. Dir realistisch und ungeschönt erklären, wie der Hase unweigerlich laufen wird, immer mit dem Hintergrund, dass nicht alles rosarot, aber auch nicht nur schwarz-weiß ist. Du musst bei Weitem nicht mit allem übereinstimmen oder alles nachmachen. Nimm dir nur das aus diesem Buch mit, was sich für dich, deine Familie und eure gemeinsamen Lebensumstände richtig anfühlt und am Ende überhaupt auch umsetzbar ist. Lehn dich zurück, lass dir ein Bad ein oder mach es dir in deinem Bett gemütlich.

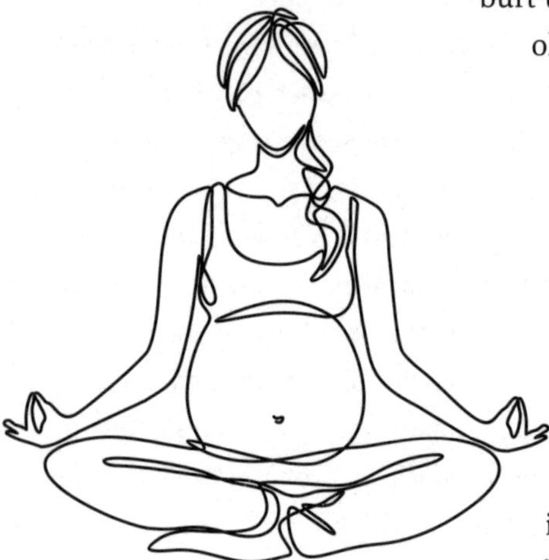

Ich wünsche dir viel Freude beim Lesen, den ein oder anderen Aha-Moment und vor allem eine unvergesslich schöne Reise durch deine Schwangerschaft, Geburt und Babyzeit!

DER ERSTE ARZTBESUCH ...

So viele erste Eindrücke, Gefühle, Gedanken und Fragezeichen im Kopf. Wenn man schwanger ist, eröffnet sich einem plötzlich eine völlig neue Welt. Ein ganzes Universum, in dem man erst einmal klarkommen muss. Und man weiß gar nicht, was man zuerst machen soll. Der erste Gedanke, den die meisten kurz nach dem positiven Schwangerschaftstest haben, besteht darin, den Frauenarzt zu kontaktieren.

Total logisch und verständlich, jedoch solltest du hier mit realistischen Erwartungen an die Sache herangehen. Denn auch wenn du heute einen zweiten Strich auf deinem Schwangerschaftstest hattest, bedeutet das nicht, dass man im Ultraschall bereits ein Baby in deiner Gebärmutter sieht, im Gegenteil – zu einem so frühen Zeitpunkt sieht man häufig noch gar nichts. Und das ist für viele Frauen erst einmal sehr ernüchternd. Genau deshalb bekommst du in der Regel von deinem Frauenarzt auch erst einen Termin für die achte oder neunte Schwangerschaftswoche. Diese Zeit kommt einem ewig lang vor, denn am liebsten wüsste man doch sofort, dass man wirklich schwanger ist.

Wenn dein Schwangerschaftstest positiv ist,
dann bist du auch schwanger.
Falsch-positiv gibt es hier nicht.

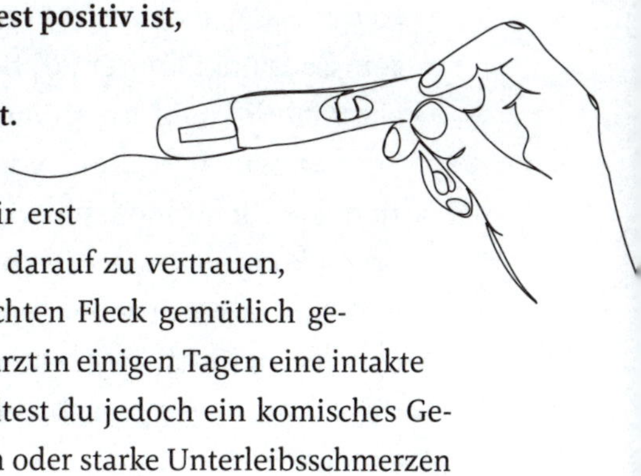

So schwer es also ist, bleibt dir erst einmal nichts weiter übrig, als darauf zu vertrauen, dass dein Baby es sich am rechten Fleck gemütlich gemacht hat und dir dein Frauenarzt in einigen Tagen eine intakte Schwangerschaft bestätigt. Solltest du jedoch ein komisches Gefühl bekommen und Blutungen oder starke Unterleibsschmerzen haben, solltest du dich in keinem Fall scheuen, deinen Frauenarzt bereits vor dem ursprünglich vereinbarten Termin aufzusuchen. Ruf am besten direkt in der Praxis an und schildere deine Situation!

FACTS: DER ERSTE ARZTBESUCH

» In der Regel wird **die erste Untersuchung** beim Frauenarzt in der achten oder neunten Schwangerschaftswoche durchgeführt – in einer früheren Woche ist die Wahrscheinlichkeit einfach noch zu groß, dass unter Umständen noch nichts im Ultraschall erkennbar ist.

» **Die ersten Ultraschalluntersuchungen** erfolgen meist vaginal, da man in einem so frühen Stadium über die Bauchdecke noch nichts sehen würde.

» Dir wird **Blut** abgenommen, dein **Urin** untersucht, dein **Blutdruck** gemessen, du wirst gewogen und erste offene Fragen werden geklärt.

» Deinen **Mutterpass** bekommst du erst beim Folgetermin, damit man dort direkt die Blutergebnisse eintragen kann. Deinen Mutterpass solltest du ab diesem Zeitpunkt immer (!!!) bei dir tragen, dort stehen alle wichtigen Informationen über dich und deine Schwangerschaft drin – von deiner Blutgruppe bis hin zu deiner Schwangerschaftswoche, eventuellen Vorerkrankungen sowie allen bisherigen und aktuellen Untersuchungsergebnissen (zum Beispiel wie das Baby in deinem Bauch liegt, wie viel es aktuell wiegt, wie viel du aktuell wiegst, welche Ergebnisse die Urinproben ergeben haben).

WARUM ES SO WICHTIG IST, SICH SOFORT EINE HEBAMME ZU SUCHEN

Wir Hebammen sind ab der ersten Sekunde für euch da. Der Arztbesuch kann also noch ein kleines Weilchen warten, woran viele aber erst einmal gar nicht denken: an die Hebamme. Dabei gibt es auf die Frage, wann man sich am besten eine Hebamme suchen sollte, nur eine einzige Antwort: **Sofort!**

Der Hebammenmangel ist nicht mehr zu vertuschen und wenn dein möglicher Entbindungstermin dann auch noch in den Sommerferien liegt oder auf Weihnachten fällt, könnte es schnell mal schwierig werden, eine Kollegin zu finden, die noch Kapazitäten hat, um dich zu betreuen. Ich wünschte, ich könnte dir etwas anderes erzählen, aber auch Hebammen brauchen mal Urlaub oder möchten die Weihnachtstage mit ihren Liebsten verbringen. Viele denken, dass es direkt nach dem positiven Schwangerschaftstest noch viel zu früh sei, um sich um eine Hebamme zu bemühen, aber nein, ganz im Gegenteil.

Wir Hebammen sind ab der ersten Sekunde für dich da. Vor allem aber sind wir da, völlig unabhängig davon, wie der weitere Verlauf sein wird. Nicht selten hört man nämlich: »Ich wollte die ersten Wochen abwarten, ob auch alles gut ist.« Dabei sind wir Hebammen (vor allem) auch dann da, wenn nicht alles gut verläuft. Scheu dich also auf keinen Fall, dich **sofort** um eine Hebamme zu kümmern. Ob du gerade in der fünften oder in der neunten Woche von deiner Schwangerschaft erfahren hast – wenn du dich noch nicht darum gekümmert hast, eine Hebamme zu finden, wird es höchste Zeit, dies in Angriff zu nehmen.

GOOD TO KNOW: HEBAMMENSUCHE

Wo und wie finde ich eine Hebamme?

» Manche Frauenärzte haben eine Hebamme direkt mit in ihrer Praxis.
» Vielleicht kannst du Freundinnen oder Bekannte nach ihren Kontakten fragen.
» Google
» In einigen Städten gibt es sogenannte Hebammenzentralen, die eine Kollegin vermitteln können.
» Solltest du trotz aller Bemühungen keine Hebamme finden, die dich betreuen kann, kannst du es im Zweifel noch bei deiner Krankenkasse versuchen.

Hebammen sucht man heutzutage teilweise wie die Nadel im Heuhaufen. Überhaupt jemanden zu finden, der noch freie Kapazitäten hat, um die Betreuung von dir und deinem Baby zu übernehmen, kann – je nach Zeitraum und Wohngebiet – zum Glücksfall werden. Dennoch ist es natürlich wichtig, dass du nicht nur überhaupt jemanden findest, sondern im besten Fall auch jemanden, mit dem die Chemie stimmt. Solltest du merken, dass du und deine Hebamme so gar nicht zusammenpassen, dann solltest du dies offen und ehrlich kommunizieren und dich schnellstens auf die Suche nach einer anderen Kollegin machen. Wie gesagt: Der Mangel ist groß und man kann wirklich froh sein, wenn man überhaupt jemanden findet – dennoch solltest du diese besondere Zeit der Schwangerschaft, Geburt und Babyzeit nicht mit jemandem verbringen müssen, mit dem es einfach so null Komma null matcht. Hebammen sind zwar nicht da, um deine neue beste Freundin zu werden, aber wenn so gar keine Harmonie herrscht, ist die weitere Suche sicherlich sinnvoll.

VON EIGENINITIATIVE BIS VERANTWORTUNG …

Man soll plötzlich die Verantwortung für dieses neue Leben tragen, die Verantwortung für sich selbst und gleichzeitig völlig ahnungslos die richtigen Entscheidungen treffen. Ein eigenes Kind zu haben, bedeutet Verantwortung. Viel Verantwortung. Manchmal gefühlt auch zu viel. Diese Verantwortung beginnt aber nicht erst, wenn dein Baby auf der Welt ist, sondern schon ab dem Zeitpunkt, ab dem du weißt, dass in dir ein neues Leben heranwächst.

Dinge wie auf Alkohol zu verzichten, seine Sushi-Sucht zu unterbrechen oder im besten Fall das Rauchen sein zu lassen – sind also kein »Oh Gott, ich darf neun Monate keinen Wein trinken!«, sondern der erste (und mit der wichtigste) Schritt, Verantwortung für das eigene Kind zu übernehmen.

Diese Verantwortung während der Schwangerschaft kann unter Umständen sehr erdrückend sein. Denn von null auf 100 gibt es zig Dinge, die man nicht mehr machen darf oder soll. Wenn man googelt (was man besser bleiben lässt), sollte man als Schwangere am besten nur noch atmen. Und selbst dann wird jemand um die Ecke kommen und sagen, dass die Luft schlecht ist. Sich also gleich zu Beginn so zu sortieren, dass man genau weiß, was man darf und was nicht, was man will und was nicht und wie man seine Schwangerschaft erleben möchte, ist gar nicht so easy, wie man vielleicht gedacht hat.

Spätestens der erste Frauenarztbesuch zeigt in der Regel schnell, worauf man sich hier eigentlich eingelassen hat: Denn plötzlich soll man innerhalb kürzester Zeit Entscheidungen treffen über Dinge, von denen man zuvor teilweise noch nie etwas gehört hat. Egal, ob es um Blutuntersuchungen geht, um erweiterte Ultraschalluntersuchungen oder sonstige IGEL-Leistungen, die regulär nicht zur Standardvorsorge einer Schwangeren gehören.

FACTS: DINGE, VON DENEN MAN NOCH NIE ZUVOR GEHÖRT HAT

» **Schwangerenvorsorge** – bei dieser Untersuchung wird geschaut, wie es dir und deinem Baby geht. Du wirst gewogen, der Blutdruck wird gemessen sowie Blut und Urin untersucht. Je nach Schwangerschaftswoche wird eine Ultraschalluntersuchung gemacht oder verschiedene Blutuntersuchungen erneut durchgeführt, um zu schauen, ob sich die Ergebnisse verändert haben.

» **IGEL-Leistungen** sind individuelle Gesundheitsleistungen, die nicht zum Leistungskatalog der gesetzlichen Krankenkassen gehören. Sie sind kein Bestandteil der Standardvorsorge und werden auch nicht von den Krankenkassen übernommen. Sprich, IGEL-Leistungen sind Untersuchungen, die man selbst zahlen muss.

» **Pränataldiagnostik** umfasst allgemein die Untersuchung des ungeborenen Babys, also eine vorgeburtliche Diagnostik. Hierzu zählen zum Beispiel die Nackenfaltenmessung oder die Feindiagnostik mittels hochauflösendem Ultraschall sowie spezielle Blutuntersuchungen auf Chromosomenabweichungen (NIPT). Diese können nicht-invasiv sein. Es fallen aber auch invasive Untersuchungen wie eine Fruchtwasseruntersuchung unter den Begriff »Pränataldiagnostik«.

» **NIPT** – der nicht-invasive Pränataltest ist eine einfache Blutuntersuchung, bei der mit hoher Sicherheit festgestellt werden kann, ob eine Chromosomenstörung beim ungeborenen Kind vorliegt. Diese Untersuchung ist seit dem 1.7.2022 in Einzelfällen eine Kassenleistung. In der Regel muss sie selbst gezahlt werden.

Und all diese Entscheidungen solltet du im besten Fall hinterher nicht bereuen. Klingt schwierig, und das ist es auch. Denn eine optimale und vor allem ausreichende Aufklärung während der gesamten Schwangerschaft ist nicht immer gewährleistet. Das wiederum liegt gar nicht zwingend an deinem Frauenarzt, sondern oft leider schlichtweg daran, dass man pro Termin einfach nicht die nötige Zeit hat, um alles Wichtige zu besprechen. Dies ist auch ein Grund, warum sich die frühzeitige Suche nach einer Hebamme auszahlt – mit ihr kannst du meist ausführlicher alle Themen besprechen, die in deinem Kopf herumschwirren.

Man soll plötzlich die Verantwortung für dieses neue Leben tragen, die Verantwortung für sich selbst übernehmen und gleichzeitig völlig ahnungslos die richtigen Entscheidungen treffen. Es ist also total normal, wenn dir das viel zu viel erscheint und du einen Teil dieser Verantwortung und das Treffen wichtiger Entscheidungen am liebsten abgeben würdest. Nicht selten habe ich als Hebamme an diesem Punkt Nachrichten oder Anrufe erhalten, in denen die Schwangere am liebsten von mir hören wollte, was sie jetzt tun sollte – obwohl sie innerlich längst wusste, was sie selbst möchte.

Und dabei ist es meist egal, ob es darum geht, welche IGEL-Leistung man in Anspruch nehmen sollte oder will. Ob man wirklich ein Beistellbett *und* einen Stubenwagen braucht. Oder gern auch, ob man in den Urlaub fliegen *oder* lieber fahren sollte.

All diese Entscheidungen gilt es zu treffen, aber eben nicht nur in Bezug auf dich, sondern vor allem in Bezug auf dein ungeborenes Baby. Natürlich macht das etwas mit dir, und natürlich möchtest du dich, so gut es geht, absichern und bloß keine falsche Entscheidung treffen. Eine Einschätzung der Hebamme oder des Frauenarztes ist an dieser Stelle definitiv Gold wert, und dennoch sollte die Entscheidung – nach ausreichender Aufklärung – am Ende immer von dir kommen.

So war es bei mir

Drei Tage nachdem ich den positiven Schwangerschaftstest in der Hand hielt, saß ich bei meiner Frauenärztin. Ich bat sie, mir für die Versicherung eine Bescheinigung auszustellen, dass ich aufgrund der Schwangerschaft nicht in unsere Flitterwochen fliegen dürfe. Denn für mich war klar: Wir fliegen nicht. Dass ich so unerwartet und wie durch ein Wunder tatsächlich schwanger geworden war, brachte erst einmal nur eins mit sich: unfassbare Angst. Angst davor, dass etwas schiefgehen könnte. Ich hätte es mir nie verziehen, wenn wir geflogen wären und die Schwangerschaft nicht intakt gewesen wäre.

Da saß ich also … meiner Frauenärztin gegenüber und bat um diesen Wisch. Sie merkte sofort, dass es mir nicht um die Bescheinigung an sich ging, denn die würde ich sofort kriegen. Also fragte sie mich, wieso ich nicht fliegen möchte. Und dann brach es aus mir heraus. Ich konnte keine meiner Millionen Tränen zurückhalten. Das war sie. Die Angst. Die Angst davor, dass etwas passieren könnte, weil ich eine falsche Entscheidung getroffen habe. Und das, obwohl mein Hebammenkopf ganz genau wusste, dass das Quatsch ist.

Es war ein Kurzstreckenflug und es gab auf den ersten Blick einfach keinen Grund, nicht zu fliegen. Und ja, vielleicht habe ich, trotz meines Wissens, am Ende einfach nur die Bestätigung meiner Frauenärztin gebraucht, um mit einem guten Gefühl doch zu fliegen. Nach Hause gegangen bin ich dennoch mit der Bescheinigung in der Hand. Ich wollte und konnte diese für mich so wichtige Entscheidung nicht hier und jetzt, gefühlt zwischen Tür und Angel, treffen.

Am Ende sind wir doch geflogen. Ich wusste, dass ich nun nichts weiter tun konnte, als meinem Körper und unserem Baby, das zu diesem Zeitpunkt noch nicht einmal sichtbar war, zu vertrauen. Und ich wusste, dass meine Frauenärztin uns das Okay für den Flug und für die Reise gegeben hatte.

Es ist also absolut legitim, wenn du gewisse Entscheidungen erst triffst, nachdem du alle Möglichkeiten für dich durchgespielt und mit einer Fachperson besprochen hast. Aber am Ende ist es wie bei einem Münzwurf: **Wenn du eine Entscheidung durch einen Münzwurf treffen willst, wirst du spätestens beim Hochwerfen dieser Münze merken, welche Seite du dir beim Aufkommen oben wünschst, und genau DAS ist dein Bauchgefühl.**
Eine IGEL-Leistung durchführen zu lassen, nur weil die Nachbarin erzählt hat, dass sie das auch gemacht hat, ist definitiv nicht der richtige Ansatz. Gerade in Bezug auf sämtliche Untersuchungsangebote, die man während einer Schwangerschaft erhält, ist es enorm wichtig, sich auch immer bewusst zu sein:

Jede Untersuchung bringt ein Ergebnis mit sich. Und jedes Ergebnis kann unter Umständen Konsequenzen nach sich ziehen.

Natürlich geht man immer erst einmal vom Besten aus, und nichts anderes wünsche ich dir. Wenn es aber nur die Option »Alles ist gut« gäbe, bräuchte man keine dieser Untersuchungen durchzuführen. Also sei dir einfach immer bewusst, dass am Ende auch ein »Nicht alles ist gut« dabei herauskommen kann.

So war es bei mir

Für uns war es damals überhaupt keine Frage, die Möglichkeiten der Pränataldiagnostik in Anspruch zu nehmen. Wir haben jede nicht-invasive Untersuchung durchführen lassen. Denn wir hätten es vorab einfach wissen wollen, wenn etwas nicht in Ordnung gewesen wäre. Und das, obwohl mir klar ist, dass auch hier die Medizin ihre Grenzen hat. Schließlich habe ich es in meiner beruflichen Laufbahn schon erlebt, dass alle Untersuchungsergeb-

nisse unauffällig schienen und das Kind dennoch nicht gesund zur Welt kam. Das gibt es. Und das wusste ich. Dennoch gaben mir die unauffälligen Untersuchungsergebnisse ein Stück weit ein besseres Gefühl.

Einen Rat oder Tipp kann man hier nicht so easy peasy geben, denn am Ende kann man sich vorher noch so sehr ausmalen, was die Untersuchungsergebnisse unter Umständen mit einem machen; wenn es tatsächlich zu Auffälligkeiten kommt, ist die Reaktion vermutlich eine ganz andere. Ich möchte hier also kein Dafür oder Dagegen aufführen, sondern dich einfach dazu anregen, darüber nachzudenken.

Anregen möchte ich an dieser Stelle auch unbedingt noch eine Sache: **Lass deinen Kopf weder vor der Gyn-Praxis noch vor der Kreißsaaltür.** Wie oft erlebe ich es, dass Frauen nach ihrem Termin beim Frauenarzt erzählen, dass dies oder jenes gemacht wurde und sie jedoch gar nicht wissen, wieso, weshalb und warum. Wenn es dich tatsächlich nicht interessiert, du der festen Überzeugung bist, dass dein Gyn schon weiß, was er tut und fertig – super. Wenn du aber das Gefühl hast, dein Frauenarzt würde dich übergehen und einfach Dinge machen, die du gar nicht möchtest, dann solltest du unbedingt den Mund aufmachen und genau das ansprechen. Wir können heutzutage nicht immer und immer wieder davon

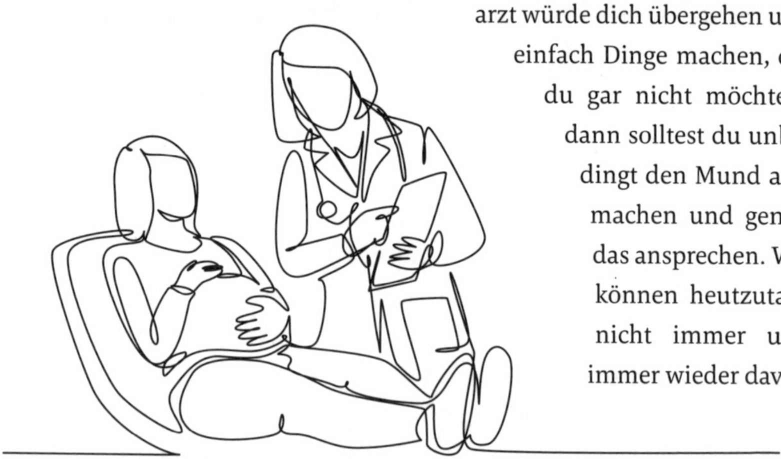

sprechen, dass wir alles möglichst selbstbestimmt erleben möchten, und dann aber einfach alles mitmachen und hinnehmen, ohne es zu hinterfragen.
In meiner Hebammentätigkeit habe ich grundsätzlich immer über alles aufgeklärt, alles angesprochen und jedes noch so kleine Detail erklärt – ob es um Abläufe bei Untersuchungen oder die nächsten Schritte ging, ob es sich um eine einfache Blutentnahme oder eine vaginale Untersuchung handelte – aber ich weiß genauso gut, dass im Arbeitsalltag – egal, ob beim Frauenarzt oder in der Klinik – solche Dinge auch einfach mal untergehen können. Für das Fachpersonal ist das alles Routine – das tägliche Brot –, Alltag, und da ist es nur menschlich, dass man vielleicht auch mal ohne große Erklärung eine Blutentnahme durchführt. Das sollte natürlich nicht vorkommen, passiert aber. Und dann liegt es ein Stück weit an dir selbst, hier noch einmal nachzufragen. Manchmal ist man aber auch so in seiner Seifenblase drin, dass man schlichtweg vergisst, nachzufragen – auch total normal –, aber dann frage spätestens beim nächsten Termin noch einmal nach.

GOOD TO KNOW

Notiere aufkommende Gedanken und Fragen in deinen Handynotizen, so kannst du sie jederzeit bei deinem Frauenarzt abrufen und klären. Da man während des Termins oft auch nicht 100 Prozent aufnahmefähig ist und hinterher die Hälfte vermutlich wieder vergessen hat, ist es empfehlenswert, sich die Antworten des Frauenarztes zu notieren. So kannst du hinterher auch noch mal drüberlesen und/oder deine Notizen nutzen, um deinem Partner davon zu berichten.

VERTRAUEN UND KONTROLLABGABE

Wir haben manche Dinge nicht in der Hand. Aber wir haben immer in der Hand, wie wir darauf reagieren und mit ihnen umgehen. Was unter der Geburt unweigerlich gar nicht mehr zu verhindern ist, kann man bereits in der Schwangerschaft erlernen: Vertrauen in sich und seinen Körper. In sein Baby und die Natur. Und Kontrollabgabe all den Dingen gegenüber, die man nicht in der Hand hat. Natürlich wünscht man sich, dass man möglichst viel Einfluss auf die Dinge hat, die einem bevorstehen. Ob es der Verlauf der Schwangerschaft ist. Ob es die Begleitsymptome sind oder die Lage des Babys. Aber egal, wie sehr man sich etwas wünscht, die Realität sieht oft anders aus. Da ist nun ein Baby, dein Baby, mit dem du dir die nächsten Monate deinen Körper teilen wirst. Du wirst also ab sofort nicht mehr jede Entscheidung allein und nur für dich treffen können, sondern immer mit dem Hintergedanken an dein Baby. Und manche Entscheidungen werden dir auch einfach durch dein Baby von vornherein abgenommen.

Ein einfaches Beispiel: Du kannst nicht mehr jedes Medikament bedenkenlos nehmen – **bitte alles nur in Absprache mit deiner Hebamme oder deinem Frauenarzt.** Oder wenn du bis dato am liebsten auf dem Bauch geschlafen hast, wirst du dich vorerst von dieser Schlafposition verabschieden müssen, da es mit wachsendem Bauch schlichtweg gar nicht mehr möglich sein wird, in dieser Haltung zu schlafen. Und manchmal kannst du noch so fit sein – wenn dein Baby dir gefühlt jede Energie raubt, weil es diese zum Wachsen benötigt, wirst du ziemlich schnell merken, dass dein Körper dir neue Grenzen setzt.

Es ist superwichtig zu verinnerlichen, dass du einfach nicht mehr alles selbst in der Hand hast. Denn jedes Mal, wenn du womöglich daran verzweifelst, dass dein Rhythmus jetzt vielleicht ein anderer ist, weil die Müdigkeit in der Frühschwangerschaft dich binnen kürzester Zeit auf die Couch zwingt und du vielleicht auch nicht mehr den Sport ausüben kannst, den du vor der Schwangerschaft regelmäßig betrieben hast (zum Beispiel risikoreiche Sportarten wie Tennis spielen oder Ski fahren), dann versuche, diese neuen Umstände anzunehmen.

FACTS: (FRÜH-)SCHWANGERSCHAFT

Eine Schwangerschaft wird in drei Drittel unterteilt, jedes Drittel nennt man auch Trimester oder Trimenon.

- **Das erste Trimester**, also das erste Drittel, umfasst die ersten zwölf Wochen deiner Schwangerschaft. Hier passiert gefühlt nichts und doch irgendwie am meisten: Dein Baby entwickelt sich von der befruchteten Eizelle zum Embryo. Das Herzchen beginnt zu schlagen und am Ende des ersten Trimesters hat dein Baby bereits fertig ausgebildete Organe. Gleichzeitig wirst du vielleicht mit den ersten Begleitsymptomen zu kämpfen haben und dich hormonell auf einer völlig neuen Achterbahn befinden …
- **Das zweite Trimester** umfasst die Wochen 13 bis 27. Häufig spricht man vom Wohlfühltrimester, denn die anfänglichen Beschwerden lassen meist langsam nach, der Bauch beginnt deutlich zu wachsen und man kann diese Phase des Schwangerseins einfach genießen. In der Mitte des zweiten Trimesters spürst du vielleicht zum ersten Mal dein Baby, das bereits sämtliche Turnübungen ausprobiert.
- **Das dritte Trimester** umfasst dann die letzten Wochen von der 28. bis zur 40. Woche. Jetzt nehmen die

Begleitsymptome häufig wieder eher zu, der Bauch wächst, der Rücken zwickt und auch das nächtliche Schlafen ist nicht mehr das, was es mal war. Physisch und psychisch rückt die bevorstehende Geburt und dein Leben als Mama immer mehr in den Vordergrund.

Nimm dir Zeit, dich neu zu sortieren. Sei gnädig mit dir selbst, nichts muss mehr so funktionieren und laufen wie vorher. Auch wenn dir jeder eintrichtert, dass du ja nur schwanger und nicht krank bist – ja, glücklicherweise stimmt das. Aber während dein Körper beim Kranksein gegen ein paar Viren ankämpft, ist er während einer Schwangerschaft dabei, einen kompletten Menschen zu zaubern. Also, was ist in Summe vermutlich kräftezehrender? Genau: die Schwangerschaft. Es wird Tage geben, da wachst du morgens auf und bist das blühende Leben. Und es wird Tage geben, da wachst du morgens auf und würdest dir am liebsten die Bettdecke direkt wieder über den Kopf ziehen. Auch das ist normal und kann zu einer Schwangerschaft dazugehören. Am Ende des Tages sollte all das aber kein Grund sein, den Kopf in den Sand zu stecken, frustriert und genervt zu sein.

Eine Schwangerschaft ist ein stetiger Prozess. Nicht nur körperlich, sondern auch psychisch. Wenn man dann vielleicht noch zu den Persönlichkeiten gehört, die am liebsten immer alles und jeden unter Kontrolle haben, oder zu denen, denen es extrem schwerfällt, Vertrauen zu haben, dann kann eine Schwangerschaft psychisch wirklich herausfordernd sein.

Zu verstehen, dass dieser Zustand und all die damit einhergehenden Gefühle normal sind, kann enorm hilfreich sein. Und all das ist bereits eine gute Vorbereitung auf das Leben mit Kind. **Vertrauen** haben, aber vor allem auch **Kontrollabgabe** – denn mit Kind steckt man auch nicht mehr in allem drin wie vorher. Während man sich heute noch auf den Urlaub morgen gefreut hat, kann der Urlaub am nächsten Tag schon ins Wasser fallen, weil das Kind über Nacht krank geworden ist. Du siehst also: **Kontrollabgabe** ist ab sofort Teil deines neuen Lebens und genau deshalb ist es so wichtig, sie nicht zu verteufeln, sondern viel lieber anzunehmen. Du hast die Dinge vielleicht nicht immer in der Hand. Aber was du immer in der Hand hast, ist, wie du damit umgehst. Deine eigene Reaktion. Deine eigene Erwartungshaltung den unterschiedlichsten Situationen gegenüber. Deshalb gilt auch schon zu Beginn der Schwangerschaft:

Gedanken über morgen machen wir uns auch erst morgen.

Ein Beispiel, um zu verstehen, was ich meine: Wenn eine Frau einen geplanten Kaiserschnitt kriegt, weil ihr Baby in Beckenendlage (das heißt mit dem Po nach unten) liegt, dann wird grundsätzlich immer kurz vor der geplanten Operation noch einmal ein Ultraschall gemacht, um zu schauen, ob das Baby auch wirklich noch in Beckenendlage liegt. Sollte dem nicht so sein, würde man vermutlich – natürlich in Rücksprache mit dir – alle ursprünglichen Pläne noch einmal über Bord werfen und die eigentlich geplante OP erst einmal auf Eis legen. Du siehst also: Kontrollabgabe bis zur letzten Sekunde. Das kann nervenaufreibend sein, ja, definitiv. Aber umso wichtiger ist es, dies anzunehmen und das Beste daraus zu machen.

REMINDER

Das Beste aus einer Situation zu machen, bedeutet übrigens nicht, dass einem 24/7 die Sonne aus dem Hintern scheint und man nicht auch mal abgefuckt sein darf. Im Gegenteil: Seinen Emotionen freien Lauf zu lassen, ist wichtig – in allen Lebenslagen – aber mindestens genauso wichtig ist es, sich nach jeder Bad-Vibes-Phase wieder auf das Wesentliche zu besinnen und klar und deutlich im Hier und Jetzt zu sein.

Nur weil man die ersten Wochen der Schwangerschaft mehr Zeit über der Toilette verbracht hat, als entspannt auf der Couch zu liegen, oder in den letzten Wochen vor der Geburt alles etwas mühseliger wird, ist nicht direkt die gesamte Schwangerschaft als »scheiße« abzustempeln. Versuche wirklich immer daran zu denken: Wir haben manche Dinge nicht in der Hand, aber wir haben immer in der Hand, wie wir darauf reagieren und damit umgehen. Solltest du an diesem Punkt merken, dass es dir mehr als einfach nur schwerfällt, die Kontrolle zwischendurch abzugeben oder ausreichend Vertrauen in die Dinge zu haben, die da kommen werden – beispielsweise weil du im Verlauf der Schwangerschaft auffällige Untersuchungen hattest oder vielleicht sogar eine beängstigende Diagnose erhalten hast, solltest du dich zu keinem Zeitpunkt scheuen, dir gegebenenfalls auch professionelle Hilfe zu holen!

ACHTUNG

Jegliche Abweichung einer komplikationslosen Schwangerschaft (und ja, typische Begleitsymptome gelten erst mal dennoch als komplikationslos – und dafür kann man dankbar sein!) gehören im besten Fall in besondere Hände. Engmaschige Kontrollen, intensiver Austausch mit dem betreuenden Fachpersonal und bei Bedarf auch gern großzügige psychologische Unterstützung sind wichtig.

DIE ERSTEN ZWÖLF WOCHEN UND WANN ERZÄHLE ICH ES FAMILIE UND FREUNDEN?

Der Glaube, man sollte die ersten zwölf Wochen abwarten, weil man dann safe wäre, ist ein Mythos.

DER ZWÖLF-WOCHEN-MYTHOS

Wenn es darum geht, wann man am besten Familie und Freunden von der Schwangerschaft erzählt, muss man ganz klar sagen: dann, wenn du es möchtest. Dennoch gibt es hier Aufklärungsbedarf, denn die meisten verkünden ihre Schwangerschaft erst nach der zwölften Schwangerschaftswoche, weil sie denken, die kritische Phase sei dann vorbei. Und ja, die ersten zwölf Wochen sind sicherlich die sensibelsten, in denen am meisten passiert und dadurch natürlich auch unweigerlich noch am meisten schiefgehen kann. Aber der Glaube, man sollte die ersten zwölf Wochen abwarten, weil man danach safe wäre – ist ein Mythos. Und wenn man mal ehrlich ist, dann weiß man, dass man im Leben einfach nie so wirklich safe ist.

Dennoch mag jeder unterschiedliche Gründe haben, wieso er es wann wie wo wem erzählen mag und wem nicht. Nachfolgend möchte ich dir aber ein paar Denkanstöße mit auf den Weg geben, die dir vielleicht noch mal einen anderen Blickwinkel auf die Situation geben.

Familienverhältnisse können natürlich grundverschieden sein und nicht jeder hat ein gutes Verhältnis zu seinen eigenen Angehörigen – oder der Schwiegerfamilie. Nicht jeder möchte direkt auch Geschwister, Großeltern oder Tante und Onkel einweihen und manche wollen es vor allem im Freundeskreis erst deutlich später sagen. Am Ende ist es natürlich komplett euch selbst überlassen, wann ihr wem von eurer Schwangerschaft erzählt. Das Wichtigste ist, dass ihr euch damit gut fühlt. Denn manchmal möchte man dieses unheimlich aufregende Geheimnis auch einfach erst einmal nur mit seinem Partner teilen und es gar nicht aus anderen Beweggründen für sich behalten.

So war es bei mir

Es war einen Tag vor unserer Hochzeit, als ich entgegen allen Erwartungen unseren positiven Schwangerschaftstest in der Hand hielt. S C H W A N G E R. Da stand es also. Schwarz auf weiß. Ich war wirklich schwanger. Den Test machte ich gefühlt zwischen Tür und Angel, während ich gerade am Putzen war und mein Mann mit dem Auto in der Waschstraße steckte. Puh. Nach 1,5 Jahren unerfülltem Kinderwunsch überkam es uns, wir brachen in Tränen aus und konnten unser Glück nicht fassen. Dieses Gefühl, diese unglaubliche Überwältigung, diese unfassbare Last, die in diesem Moment von uns abfiel – wir konnten es nicht für uns behalten. Noch am selben Abend riefen wir unsere besten Freunde an, lockten sie unter einem Vorwand zu uns und erzählten ihnen von dem positiven Test. Die Freude war riesig, denn nicht nur unsere Familien, sondern auch unsere engsten Freunde wussten von unserem unerfüllten Kinderwunsch. Es war also jedem Einzelnen bewusst, was diese Schwangerschaft für uns bedeutete. Nämlich alles. Dass wir diese schönen Neuigkeiten nicht lange für uns behalten, sondern relativ schnell mit unseren Liebsten teilen möchten, stand von Anfang an fest, dennoch wollten wir den positiven Test

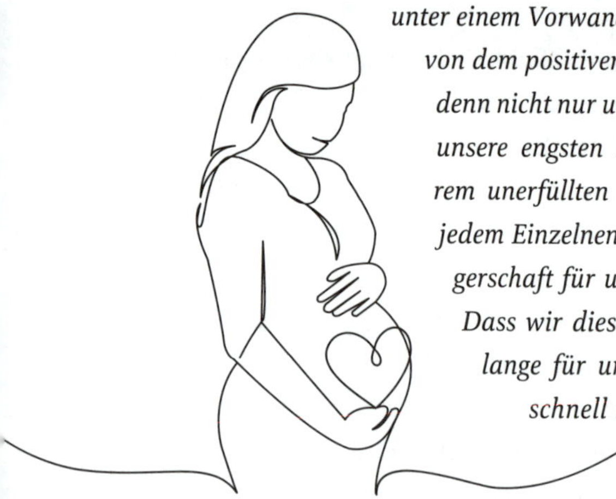

und das Wahrwerden unseres größten Wunsches nicht mit unserer Hochzeit gleichstellen. Es stand also fest: Morgen wird geheiratet. Morgen stehen wir im Fokus. Und danach werden wir es unseren Familien sagen.

Als ziemlich genau 24 Stunden später unsere Eheringe an unseren Fingern saßen, unsere Bäuche mit Pizza gefüllt waren und mein Dad begann, seine Hochzeitsrede zu halten, war es bei uns vorbei: »... das beste Beispiel habt ihr gerade mit eurem unerfüllten Kinderwunsch. Ihr fahrt gemeinsam von Termin zu Termin, von Klinik zu Klinik.« – Jeder wusste, wie sehr wir uns ein eigenes Kind wünschten. Und am Ende war es nicht nur unser eigener Wunsch, sondern auch der Wunsch unserer Liebsten. Wir konnten es also nicht eine Sekunde länger für uns behalten, denn nicht nur wir haben so sehr darauf hingefiebert, sondern auch all diejenigen, die hier anwesend waren.

Die Freude ist nicht in Worte zu fassen, die mit einem Mal durch den Raum flog, nachdem wir von dem positiven Test erzählt hatten. Und am Ende, ja, am Ende hätte unser Hochzeitstag nicht schöner enden können als mit dem Teilen dieser Nachricht.

Und egal, was ab diesem Moment passieren würde, egal, ob diese Schwangerschaft intakt wäre oder nicht: Wir hatten diesen einen Moment. Diesen einen Moment, in dem wir uns alle gemeinsam einfach nur unendlich freuten. Diesen einen Moment, in dem alles um uns herum gefühlt stillstand. Diesen einen Moment, den wir bis an unser Lebensende in unseren Herzen tragen. Und ab diesem Moment wussten wir: Wenn jetzt etwas passieren sollte, dann sind wir nicht allein. Unsere Familie und Freunde werden da sein und nachdem sie diese unvergleichliche Freude mit uns geteilt haben, hätten sie vermutlich auch jeglichen Schmerz besser verstanden, wenn unser Wunder es nicht geschafft hätte, wahr zu werden.

DIE SORGE VOR EINER FEHLGEBURT

Solltest du bisher aber gedacht haben, dass du es auch erst einmal nicht Familie und Freunden sagst, aus Sorge, dass die Schwangerschaft sich vielleicht doch nicht als intakt erweist, möchte ich dir unbedingt eines mit auf dem Weg geben:

Fehlgeburten kommen vor. Häufiger, als man denkt, aber nur die wenigsten reden darüber. Dass dieses Thema 2024 noch immer ein viel zu großes Tabu ist, liegt unter anderem genau daran: dass einfach viel zu viele es totschweigen, aus Angst, sie wären mit dieser Erfahrung allein. Aber wenn man sich öffnet und darüber spricht, merkt man, dass mindestens eine Person aus dem nahen Umfeld schon eine Fehlgeburt erlebt hat. Die Angst, damit allein zu sein, sollte dich also niemals davon abhalten, irgendwem zeitnah von deiner Schwangerschaft zu erzählen. Denn seien wir mal ehrlich: Sollte man zu den zehn bis 15 Prozent gehören, die im Laufe ihres Lebens eine Fehlgeburt erleben, dann möchte in dieser Situation doch niemand gern allein sein.

Und sosehr sich alle – die eigenen Eltern, die beste Freundin oder der beste Freund – anfangs mit dir über einen positiven Schwangerschaftstest freuen, so werden sie dir sicherlich auch dann zur Seite stehen, wenn die Schwangerschaft vielleicht nicht glücklich verläuft.

Jemanden an seiner Seite zu wissen (mal abgesehen vom Partner), mit dem man in jeder Situation sowohl die positiven als auch die negativen Dinge teilen kann, wünscht sich am Ende doch eigentlich jede. Und wenn wir positiv denken, positiv bleiben und davon ausgehen, dass deine Schwangerschaft intakt ist und alles gut wird, auch dann kann es von enormer Bedeutung sein, von Anfang an zu wissen, dass es jemandem gibt, der in jeder Situation da ist. Es muss nicht Gott und die Welt sein, auch wenn man das Gefühl hat, dass man diese positiven Nachrichten am liebsten sofort der

ganzen Welt mitteilen würde. Aber es anfangs vielleicht ein bis zwei ausgewählten Personen zu erzählen, kann einem selbst schon eine große Unterstützung sein.
Denn vielleicht wird dich plötzlich die Schwangerschaftsübelkeit überkommen oder du wirst dich einfach so energielos fühlen, als hätte man dir den Stecker gezogen: Auch dann ist es einfach super, wenn jemand Bescheid weiß und dich unterstützen kann – ohne dass du dir vorab 25 Ausreden einfallen lassen musst, eine Magenverstimmung vortäuschst oder whatever. Aber noch mal: Am Ende entscheidet ihr ganz allein, welcher Zeitpunkt sich für euch richtig anfühlt.

REMINDER

Wenn der Tag gekommen ist, dass man Familie und Freunden von seiner Schwangerschaft erzählen möchte, ist es ratsam, seine eigene Erwartung extrem herunterzuschrauben. Vielleicht hat man sich selbst bereits ausgemalt, wie die eigenen Eltern oder die beste Freundin reagieren werden – wenn die Reaktion dann aber ganz anders ausfällt als gedacht, ist man schnell enttäuscht oder gekränkt.
Bedenke immer, dass jede Reaktion völlig individuell ist und auch gerade die werdenden Großeltern trotz innerlich größter Freude manchmal einfach ein wenig länger brauchen, um diese zu teilen. Oder die beste Freundin, die gerade selbst vielleicht einen Kinderwunsch hat, der bisher noch unerfüllt ist – man sollte es ihr nicht verübeln, wenn sie nicht 30 Luftsprünge macht und laut jubelnd im Kreis läuft. Aber egal, wie dein Umfeld reagiert, deine eigene Freude sollte davon nicht getrübt werden.

ÄNGSTE UND SORGEN

Viele versetzt der positive Schwangerschaftstest in eine Schockstarre. Die einen kommen da schneller wieder heraus. Die anderen verharren länger oder sogar die gesamte Schwangerschaft darin. Gerade in den ersten Wochen einer Schwangerschaft positiv zu bleiben, bedeutet tägliche Arbeit. Ein ständiger Perspektivwechsel und das pausenlose Einnehmen neuer Blickwinkel. Denn Ängste und Sorgen können schnell völlig den Rahmen sprengen und fernab der Realität liegen.

So war es bei mir

Da stand ich also mit einer Mülltüte in der Hand vor der Praxis meiner Gyn, mitten in der Düsseldorfer Altstadt, und musste mich konzentrieren, nicht zu kotzen.
Nicht, wie sonst vielleicht üblich an diesem Ort, weil zu viel Alkohol im Spiel war (natürlich nicht), sondern weil die Angst vor dem, was mich gleich beim Gyn vielleicht erwarten könnte, mich fast umbrachte. Ich atmete ein, ich atmete aus, nahm all meinen Mut zusammen und ging in das Gebäude. Ich fuhr mit dem Aufzug in die zweite Etage, versuchte, mich nur auf meine Atmung zu konzentrieren und die Mülltüte griffbereit zu haben. Ich glaube, noch nie zuvor war mir so schlecht gewesen. Im Wartezimmer angekommen habe ich mich direkt ans offene Fenster gestellt. Es fühlte sich an, als würde man mir den Hals zuschnüren.
Ich war in der sechsten Woche, als ich frühmorgens nichts ahnend Blut am Toilettenpapier hatte. Mein Hebammenkopf sagte mir sofort: Bleib ruhig, das kann vorkommen und total normal sein. Kein Grund zur Sorge! – Aber erzähl das in diesem Moment mal dem Mamaherz. Natürlich habe ich direkt beim Gyn angerufen und natürlich bin ich umgehend hingefahren – immer in dem Wissen, dass er nichts machen könnte und man vermutlich noch nicht mal etwas sehen würde.

»Das«, was man damals noch nicht sehen konnte, ist gestern zwei Jahre alt geworden. Und seit diesem einen Tag in meiner Frühschwangerschaft weiß ich, was es wirklich heißt, Angst und Sorgen zu haben. Gefühlt daran zu sterben. Durchzudrehen. Kaum Luft zu bekommen. Es klingt dramatisch, aber ich sage dir eins: Das ist normal. Wenn man in dieser Situation steckt, dann ist das Drama pur. Dann kann man sich alles noch so positiv ausmalen und das Glas immer wieder halb auffüllen, man könnte dennoch einfach durchdrehen. Und wenn dem so ist, dann ist das okay. Dann kann man diese Gefühle zulassen, rauslassen und durchleben. Damit ist man nicht allein, nur dass kaum jemand auch über solche Tage spricht. Tage, an denen die Sorgen und Ängste im Vordergrund stehen.

Ich habe wirklich immer versucht, mir bewusst zu machen, dass alles gut ist und alles gut wird. Man hat diese Situation nicht in der Hand, man muss der Natur ihren Lauf lassen und versuchen, seinem Körper maximal zu vertrauen.

FACTS: DEM KÖRPER NACH EINER FEHLGEBURT WIEDER VERTRAUEN

Vielleicht ist deine Schwangerschaft gerade noch mal doppelt und dreifach herausfordernd, weil du bereits negative Erfahrungen sammeln musstest und zuvor schon eine Fehlgeburt hattest. Gerade dann können die ersten Wochen einer erneuten Schwangerschaft extrem sein. Extrem herausfordernd. Extrem emotional. Extrem gefüllt mit Ängsten und Sorgen. Meist hat man diesen einen Tag X vor Augen, an dem man die schlechte Nachricht bekommen hat. Dass deine Ängste und Sorgen häufig mehr im Fokus stehen als die Freude über den erneuten positiven Test, ist absolut normal und lässt sich kaum schönreden. Dennoch kann es helfen, sich immer wieder auf das Hier und Jetzt zu fokussieren, nicht so viel an Vergangenes zu denken und vor allem nicht zu vergleichen.

Jede Schwangerschaft ist absolut unterschiedlich. Und egal, was war, und so schwer es auch ist: Deine aktuelle Schwangerschaft hat es verdient, eine neue Chance zu bekommen. Es wird einige Zeit brauchen, bis du deinem Körper wieder vertrauen kannst, aber denk immer daran: Dein Körper hat es erneut geschafft, schwanger zu werden. Das ist ein riesengroßer Meilenstein. Ängste und Sorgen werden unvermeidbar sein und es wird am Ende des Tages auch nichts bringen, sie gewaltsam unterdrücken zu wollen. Es ist also okay, wenn du an manchen Tagen das Gefühl hast, dass dir die Luft zum Atmen genommen wird aus Angst, deine Schwangerschaft könnte erneut nicht intakt sein.

Mit all diesen Gefühlen bist du nicht allein und es geht vielen Frauen ähnlich, die so etwas bereits erleben mussten. Ich empfehle einen intensiven Kontakt zur Hebamme und bei Bedarf auch engmaschigere Termine beim Gyn. Manchmal gibt es einem ein besseres Gefühl und das ist aktuell das Wichtigste: ein gutes Gefühl!

DER NÄCHSTE TERMIN …

Gerade in der Frühschwangerschaft sind die Termine beim Frauenarzt extrem aufregend. Die Abstände sind gefühlt riesig. In den ersten Wochen deiner Schwangerschaft finden die Vorsorgeuntersuchungen in einem Vier-Wochen-Rhythmus, erst ab der 32. Schwangerschaftswoche dann alle zwei Wochen statt. Und spätestens eine Woche vorher hat man bereits wieder schlaflose Nächte und ein durchdrehendes Kopfkino. Wenn man dann den

Kontrolltermin bei seinem Frauenarzt erfolgreich hinter sich gebracht hat, kann man wieder aufatmen und fragt sich, wieso man sich überhaupt so verrückt gemacht hat. Die positiven Gedanken halten meist bis zum nächsten Termin an und dann geht es wieder von vorne los. Es scheint also eine never-ending story zu sein, diese Sache mit den Sorgen und Ängsten. Denn auch wenn das Vertrauen in den eigenen Körper von Woche zu Woche wächst, so wird es immer Momente geben, in denen die Gefühle wieder Achterbahn fahren und man realisiert, dass man sich eben nie komplett in Sicherheit wiegen kann.

Augenblicke, in denen die Gedankenspirale wieder losgeht und einem bewusst wird, dass Sorgen und Ängste nun einfach stetige Begleiter durch diese aufregende Zeit sind. Dennoch ist es wichtig, die Realität nicht aus den Augen zu verlieren und seinen Gedanken nicht zu viel Macht zuzuspielen. Ängste und Sorgen sind normal, die hat und macht sich jeder, aber sie sollten unseren Alltag keineswegs zu sehr beeinflussen oder gar beeinträchtigen.

ACHTUNG: HÖR AUF DEIN BAUCHGEFÜHL!

Solltest du das Gefühl haben, dass deine Sorgen und Ängste dich doch vielleicht etwas mehr als üblich beschäftigen, dann solltest du in jedem Fall mit deiner Hebamme oder deinem Gyn darüber reden. Vielleicht gibt es anderweitige Ursachen dafür – unausgesprochene Themen, die du einmal mit einer Vertrauensperson besprechen solltest.

NEUE PHASE, NEUE SORGEN ...

Wenn man die ersten Wochen der Schwangerschaft erfolgreich hinter sich gebracht hat, gilt es, erneut Vertrauen in den eigenen Körper aufzubauen. Denn in der Regel spürt man sein Baby zu diesem Zeitpunkt noch nicht und bisherige Begleiterscheinungen wie Übelkeit, Müdigkeit oder auch das Spannen der Brüste fangen an, nachzulassen oder verschwinden komplett. Es kann also an manchen Tagen harte Arbeit sein, positiv zu bleiben und wirklich darauf zu vertrauen, dass alles gut ist. Nun weißt du aber, dass dieser Verlauf – die Symptome klingen ab, während man das Baby vielleicht noch nicht spürt – normal ist, und du dir in der Regel deshalb keine Sorgen machen brauchst.

Der Zeitpunkt, wann man dann zum ersten Mal sein Baby spürt, kann völlig unterschiedlich sein und von verschiedenen Faktoren abhängen. Solltest du dein Baby also beispielsweise zu einem späteren Zeitpunkt das erste Mal spüren, als es deine beste Freundin in ihrer Schwangerschaft getan hat, so lass dich davon nicht verunsichern. Frauen, die ihr zweites, drittes oder viertes Baby bekommen, spüren ihr Baby in der Regel deutlich früher als Frauen, die ihr erstes Kind bekommen – schlichtweg auch deshalb, weil sie dieses Gefühl schon kennen.

Was sich zunächst total zart anfühlt und anfangs gern mal mit wilder Darmaktivität verwechselt wird, wird von Woche zu Woche deutlicher zu spüren sein. Irgendwann werden die Bewegungen deines Babys dann auch von außen – beispielsweise für deinen Partner – nicht mehr zu übersehen sein. Dieses Gefühl und dieser Anblick sind total verrückt. Denn wenn es bis dato für dich kaum greifbar war, dass du wirklich schwanger bist und ein Baby erwartest, so wirst du spätestens jetzt nach und nach realisieren, dass ernsthaft ein kleiner Mensch in dir heranwächst: dein Baby, das sich aktiv bewegt und dir zeigt, dass es da ist. Aber dein Baby ist genauso ein Mensch wie du und ich. Es ist also mal aktiver und mal ruhiger. Bewegt sich mal mehr und mal weniger. Nun gilt es, nicht gleich in Panik zu verfallen, wenn das Baby schläft und der Bauch völlig ruhig ist. Mit der Zeit wirst du vermutlich auch ein Muster erkennen, wann dein Baby aktiv und wann es ruhiger ist. Sollte es sich dann spontan entscheiden, ruhig zu sein, wenn es normalerweise eine aktive Phase hat, schlagen die Alarmglocken bei vielen direkt lauter.

So war es bei mir

Wie oft habe ich an meinem Bauch herumgerüttelt und versucht, unser Babygirl aufzuwecken, und mich gleichzeitig schlecht gefühlt, weil ich sie nicht einfach hab schlafen lassen. Aber manchmal, ja, manchmal, da haben die Sorgen und Ängste einfach dafür gesorgt, dass ich so lange auf meinem Bauch herumgedrückt habe, bis ich einen unangenehmen Sidekick von ihr bekam und wusste, dass alles okay ist.

Ich verspreche dir, mit diesen Gedanken bist du nicht allein und du solltest dich wirklich immer auf deine Intuition verlassen – denn wenn du mal das Gefühl hast, dass tatsächlich etwas anders ist, und beginnst, dir große Sorgen zu machen, dann scheu dich bitte niemals, deine Hebamme oder deinen Gyn aufzusuchen – und im Notfall in eine Klinik zu fahren.

Das Bauchgefühl einer werdenden Mama ist oft zuverlässiger als jedes medizinische Lehrbuch und selbst wenn man sich doch einmal in seinem Gefühl getäuscht hat: Lieber vorsichtig sein als später zu bereuen. Es ist immer besser, einmal »zu viel« als zu wenig abchecken zu lassen, ob alles gut ist, wenn man auch nur irgendwie daran zweifelt.

DEN FOKUS AUF DIE SCHÖNEN DINGE LEGEN UND DIE ZEIT GENIESSEN ...

Sich mit Freundinnen oder Bekannten, die gerade vielleicht auch schwanger sind, auszutauschen, kann sehr hilfreich sein. Zu merken, dass man mit all diesen Gedanken, die seit dem positiven Test durch den Kopf rauschen, nicht allein ist und am Ende wirklich jede Schwangere von solchen Gedanken umgeben ist, macht es pauschal schon mal ein ganzes Stück leichter. Ein ganzes Stück leichter macht es aber auch, den Fokus immer wieder auf die positiven Seiten zu lenken.

Ein eigenes Kind zu bekommen, war vielleicht dein größter Wunsch und genau dieser wird nun wahr. Die Gesellschaft, das eigene Umfeld und vor allem auch Social Media neigen dazu, sämtliche Lebensumstände schlechtzureden und vermeintlich negative Aspekte in den Vordergrund zu stellen. Deine Aufgabe ist es, hier von Anfang an eine Grenze zu ziehen, dich davon möglichst wenig beeinflussen zu lassen und dich auf dich selbst zu konzentrieren. Es gibt also keinen besseren Zeitpunkt, deine Schwangerschaft bestmöglich zu genießen, jeden Moment aufzusaugen und festzuhalten, als genau jetzt.

Denn auch wenn du anfangs denken wirst: »Neun Monate, puh, das ist lang!«, werden diese neun Monate am Ende wie ein Fingerschnippen an dir vorbeirasen und du wirst dir wünschen, die Zeit kurz anhalten zu können. Neben all den Ängsten und Sorgen ist es also extrem wichtig, dir diese Zeit so schön wie möglich zu gestalten. Natürlich immer vorausgesetzt, dass es dir und deinem Baby gut geht und du aus medizinischer Sicht keinerlei Einschränkungen hast.

HAVING A GOOD TIME

- **Wellness:** Lass es dir gut gehen und mach alles, was DIR wirklich guttut – ein Besuch im Spa, ein Tag in den Bergen, was auch immer es ist: Mach es!
- **Babymoon-Urlaub:** Der beste Zeitpunkt, um noch einmal mit dem Partner zu verreisen, liegt meist zwischen der 18. und 26. Schwangerschaftswoche. In dieser Phase fühlen die meisten Schwangeren sich gut und einer Reise sollte nichts im Weg stehen (natürlich in Absprache mit Gyn!).
- **Shoppen:** Die ersten Teile für sein eigenes Kind zu kaufen ist magisch und kann einen absolut positiv stimmen.
- **Babyparty:** Die einen finden es übertrieben, die anderen feiern es komplett. Eine Babyparty zu veranstalten, ist natürlich absolut kein Muss. Solltest du aber zu denen gehören, die es unbedingt möchten, solltest du dich von nichts und niemandem bremsen lassen und entweder durch Freunde oder selber eine Babyparty ausrichten (lassen)!
- **Gipsabdruck vom Babybauch:** Ein Gipsabdruck ist immer eine schöne Erinnerung an deinen kugelrunden Bauch – auch wenn er realistisch betrachtet am Ende meist im Keller oder auf dem Dachboden landet.
- **Babybauch-Shooting:** Auch wenn du dich vielleicht nicht 100 Prozent wohl- oder attraktiv fühlst: Diese Lebensphase festzuhalten ist eine tolle Erinnerung!
- **Noch mal ganz viel Paarzeit genießen:** Das Leben mit Kind ist zwar definitiv nicht vorbei und die Paarzeit wird wieder zurückkommen, dennoch sollte man diese Zweisamkeit ganz ohne Kind noch besonders genießen.

ZU KLEIN, ZU GROSS, ZU DICK, ZU DÜNN ...

Der Verlauf einer Schwangerschaft ist natürlich, wie fast alles, mehr oder weniger genormt. Da gibt es Perzentilen und Statistiken, wann was wie erreicht oder vorhanden sein sollte. Wie groß das Baby sein müsste oder wie groß der Umfang deines Bauches maximal sein sollte. Wie viel du maximal zunehmen solltest und, und, und.

Die Liste an Dingen, die gemessen, beurteilt, verglichen und analysiert werden können, ist lang. Was man bei all diesen Zahlen jedoch nicht vergessen darf: Jede Schwangerschaft, jedes Baby und jeder Verlauf sind vollkommen individuell. Eine Schwangere, die extreme Wassereinlagerungen bekommt, wird natürlich mehr zunehmen als eine Schwangere ohne Wassereinlagerungen. Ein Bauchumfang, der bereits vor der Schwangerschaft größer als der Durchschnitt war, wird natürlich auch im Verlauf der Schwangerschaft immer größer sein, als er vielleicht nach Lehrbuch sein sollte. Und was man noch viel weniger vergessen darf: Wenn drei Ärzte einen Ultraschall machen und versuchen, das Baby im Bauch zu vermessen, dann wird man mindestens drei verschiedene Werte bekommen. Solltest du also im Verlauf deiner Schwangerschaft in die Situation kommen, dass dein Frauenarzt vielleicht nach einer Ultraschalluntersuchung mal so etwas sagt wie: »Das Baby ist zu klein«, dann versuche bitte, nicht direkt Schnappatmung zu bekommen und in Panik zu verfallen. Ruhig bleiben, tief durchatmen und im Zweifel noch einmal nachfragen.

Vermutlich wird man dich entweder für nächste Woche erneut einbestellen, um noch einmal zu schauen, zu messen und zu beurteilen, oder man wird dich zur sogenannten Pränataldiagnostik schicken, um dort noch einmal die Fachkollegen nachmessen zu lassen.

Dies kann einfach daran liegen, dass nicht jede Gyn-Praxis mit den neuesten Ultraschallgeräten ausgestattet ist. Eine Überweisung zur Pränataldiagnostik ist in solchen Fällen also absolut sinnvoll und bedeutet erst einmal nichts Schlechtes oder Schlimmes. Oft liegt es einfach schlichtweg am besseren Ultraschallgerät, weshalb dein Frauenarzt dich dorthin verweist. Wenn man jedoch davon zuvor noch nie etwas gehört hat und dann mit der Nachricht »Ihr Baby ist zu klein, ich schicke Sie zur Pränataldiagnostik« nach Hause geschickt wird, puh, dann rutscht einem als werdende Mama erst einmal das Herz in die Hose. Zu Recht und absolut verständlich! Aber nun weißt du, dass es erst einmal keinen direkten Grund gibt, um in Panik zu verfallen, und es auch nichts Ungewöhnliches ist, wenn dein Frauenarzt dich zur Pränataldiagnostik schickt.

GOOD TO KNOW: WERDE SELBST AKTIV UND FRAG NACH!

Solltest du dich dennoch verunsichert fühlen und noch Fragen dazu haben, dann bitte, bitte frag unbedingt nach! Nicht jeder Frauenarzt ist mit Redseligkeit gesegnet, also liegt es manchmal an einem selbst, noch einmal die Initiative zu ergreifen und nachzubohren.

Aber nicht nur der Arzt kann einen mit manchen Aussagen kurzfristig in Angst und Schrecken versetzen, sondern auch das eigene Umfeld oder die sozialen Medien. Plötzlich meint jeder, das Aussehen einer Schwangeren kommentieren zu müssen: »Oh, du hast aber für die Schwangerschaftswoche einen kleinen Bauch, meiner war damals schon viel größer. « – Ein skurriles Phänomen, schließlich würde niemand die Größe des Bauches seiner Nachbarin,

Schwägerin oder Cousine kommentieren, wenn dort kein Baby drin heranwachsen würde. Wieso zur Hölle fangen also ausgerechnet dann alle mit dem Vergleichen an, wenn man emotional so stabil ist wie ein Campingtisch?!

So war es bei mir

An dieser Stelle möchte ich von meiner Cousine und mir erzählen. Denn das ist ein Paradebeispiel dafür, wie unterschiedlich Schwangerschaften sein können, wie individuell man alles betrachten sollte und wie wenig Sinn es bis heute macht, auch nur ansatzweise Vergleiche aufzustellen: Völlig überraschend lagen unsere beiden errechneten Geburtstermine gerade mal dreieinhalb Wochen auseinander. Dass dies letztendlich die einzige Gemeinsamkeit bleiben würde, ahnten wir anfangs noch nicht.

Während ich anfing, über der Toilette zu hängen, bekam sie Rückenschmerzen. Und als ich begann, die Schwangerschaft dank verschwindender Übelkeit zu genießen, kriegte sie Wassereinlagerungen des Todes. Sah man uns gemeinsam, hatte man immer die Vermutung, dass ich schon weiter wäre als sie, da mein Bauch größer schien. Als ihr Bauch aber irgendwann einen Schub machte, konnte meiner die restlichen Wochen über nicht mehr mithalten. Ihr Baby lag mit dem Po nach unten und sie bekam einen geplanten Kaiserschnitt, während ich drei Wochen später zur Einleitung in die Klinik ging und vaginal entbunden habe. Am Ende hatten unsere Babys nur einen Gewichtsunterschied von 60 Gramm!! – Btw heute, mit zwei Jahren, wiegt ihr Sohn vier Kilo mehr als unsere Tochter. Und das Wichtigste: Beide sind kerngesund.

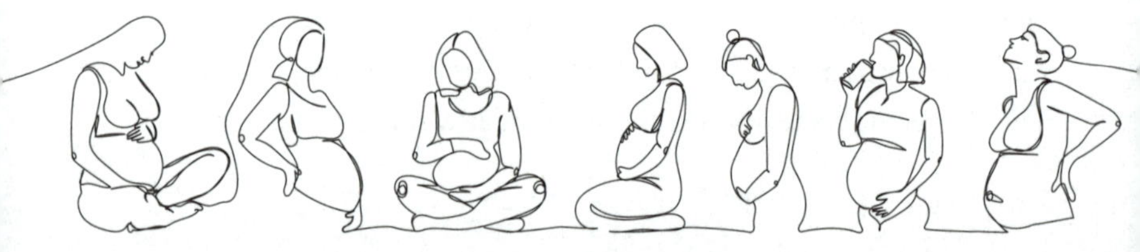

Es ist also egal, wenn dein Bauch kleiner oder größer ist als der deiner Schwägerin. Und es ist auch egal, wenn du völlig andere Symptome hast als deine Nachbarin. Solche Kommentare gehen niemals spurlos an einem vorüber und natürlich denkt man darüber nach, fragt sich, ob das Gegenüber Recht haben könnte und macht sich viel zu oft viel zu viele Gedanken, dass etwas nicht stimmen könnte. Am Ende muss man es aber wirklich einfach realistisch betrachten. Selbst wenn du dein zweites, drittes oder viertes Kind bekommst, wird keine deiner Schwangerschaften mit den vorherigen zu vergleichen sein. **Diese maximale Individualität, die jede Schwangerschaft mit sich bringt, zu verinnerlichen, ist wirklich von großer Bedeutung.**

REMINDER

Auch wenn der Verlauf einer Schwangerschaft nach Lehrbuch genormt ist, muss man jede Schwangerschaft individuell betrachten.

»Zu klein« oder »zu groß« muss unbedingt auch immer in Bezug auf andere Faktoren betrachtet werden – eine Frau, die 1,80 m groß ist, und ein Mann, der 1,95 m groß ist, werden mit hoher Wahrscheinlichkeit eben auch ein großes Kind bekommen. Bei einem Pärchen, bei dem beide eher klein sind, gilt ein überdurchschnittlich großes Baby im Verlauf der Schwangerschaft natürlich eher abgeklärt.

Nicht zu viel links und rechts schauen: Nur weil der Babybauch deiner Freundin größer zu sein scheint, heißt es nicht, dass deiner zu klein ist, oder andersherum. Eine Überweisung zur Pränataldiagnostik bedeutet erst einmal nichts Schlechtes oder Schlimmes.

UMGANG MIT BEGLEITERSCHEINUNGEN

WENN DIE MÜDIGKEIT KICKT UND DIE KOTZTÜTE DEIN BESTER FREUND IST

Man kann sich darüber aufregen, ärgern, genervt sein … die Symptome werden aber bleiben und im Zweifel nur noch schlimmer. Die Dinge anzunehmen, wie sie sind, ist von enormer Bedeutung, oft aber auch leichter gesagt als getan – und das nicht nur in Bezug auf eine Schwangerschaft.

Wenn die Natur meint, dass uns übel sein soll, dann wird uns übel sein. Und wenn unser Kopf mit allen Mitteln versucht, dagegen anzugehen, wird es am Ende vermutlich nur noch schlimmer. Jeder weiß, dass es Schwangerschaftsübelkeit gibt und es theoretisch natürlich jeden treffen kann. Dennoch wünscht es sich niemand, aber wenn es so kommt, dann ist der beste Weg, es einfach anzunehmen. Zu akzeptieren, dass man nun zu den 50 bis 90 Prozent gehört, die in den ersten zwölf Wochen – mal kürzer, mal länger – unter Übelkeit und Erbrechen leiden.

So war es bei mir

Ich weiß es noch, als wäre es gestern gewesen, als ich damals genau zu Beginn der sechsten Schwangerschaftswoche morgens meine Augen öffnete und mich fühlte, als hätte ich die letzte Nacht durchgesoffen. Okay, ciao, damit hatte ich nicht gerechnet. Dass mich dieses Gefühl ab sofort tagtäglich bis über die 14. Schwangerschaftswoche hinaus begleiten würde, damit hatte ich genauso wenig gerechnet. Aber so war es nun: Die Mülltüte war mein bester Freund und treuer Begleiter. Morgens. Mittags. Abends.

Wir wohnten damals noch in der 17. Etage. Die Fahrt mit dem Aufzug war jedes Mal ein Abenteuer und nicht selten rannte ich nur noch raus, sobald sich die Türen öffneten, und ebenfalls nicht selten kriegten meine

Nachbarn mit, wie ich direkt vor der Haustüre Gebrauch von meinem besten Freund machte und mich schwallartig übergab.
Da ich zu diesem Zeitpunkt noch normal gearbeitet habe, meine Hausbesuche durchzog und mich die Übelkeit inklusive Erbrechen aber so fest im Griff hatte, dass ein normales Arbeiten gar nicht möglich war, habe ich ziemlich zügig von meiner Frauenärztin ein Mittel verschrieben bekommen, das es mir wenigstens ermöglichte, ab Mittag halbwegs Herrin meiner Sinne zu sein.
Rückblickend vermisse ich diesen Zustand nicht eine einzige Sekunde, denn dieses Gefühl, als hätte man einfach dauerhaft den übelsten Kater, ohne zu wissen, wann man wo wieder aus dem Nichts heraus kotzen muss, ist wirklich alles andere als schön. Dennoch muss ich ehrlich sagen, dass ich es ein Stück weit geliebt habe. Denn dieses eine Symptom, diese unangenehme Begleiterscheinung, die mich an den meisten Tagen wirklich maximal fertiggemacht hat, hat mir jeden Tag aufs Neue hemmungslos deutlich gemacht, dass ich nach all der Zeit unseres unerfüllten Kinderwunsches nun wirklich schwanger war.

Aber nicht nur die Übelkeit kann dir täglich aufs Butterbrot schmieren, dass du tatsächlich schwanger bist, sondern auch ein zwickender Rücken, ein größeres Müdigkeitslevel oder die Kurzatmigkeit. Und egal, was es ist, das Prinzip, wie du damit umgehen solltest, ist immer dasselbe: annehmen und akzeptieren. Es wird Tage geben, da fällt es einem leichter, und an anderen wird man es verfluchen, und auch das ist okay. Sollten die Begleitsymptome sich als dauerhafte Beschwerden entpuppen und dich in deinem Alltag extrem einschränken, dann solltest du in jedem Fall Hilfe und Rat bei deiner Hebamme oder deinem Frauenarzt suchen. Es gibt für fast alles eine Lösung. Die meisten Beschwerden kann man mit einfachen Mitteln gut in den Griff kriegen.

GOOD TO KNOW: TYPISCHE BESCHWERDEN LINDERN

» Versuche nicht gegen die **Müdigkeit** anzukämpfen, denn diesen Kampf wirst du verlieren. Achte stattdessen auf ausreichend, möglichst guten Schlaf und versuche dir im Alltag Pausen einzubauen, in denen du wirklich zur Ruhe kommen und im besten Fall sogar eine Runde schlafen kannst.

» Gegen die anfängliche **Übelkeit** helfen ätherische Öle gut – am besten frische Düfte wie zum Beispiel Zitrone, Limette oder Orange. Einfach am Fläschchen riechen oder ein paar Tropfen aufs Handgelenk träufeln. Bei anhaltender und extremer Übelkeit kann dein Frauenarzt dir etwas Wirkungsvolleres verschreiben.

» Bei **Rückenschmerzen** oder Wachstumsschmerzen können Akupunktur und Kinesio-Taping helfen.

» **Hautveränderungen** sind in der Regel rein hormonell bedingt und daher kaum zu beeinflussen. Natürlich kannst du dir aber eine professionelle Gesichtsreinigung bei einer Kosmetikerin gönnen. Das tut nicht nur deiner Haut gut, sondern bestenfalls auch dir selbst.

» **Sodbrennen** ist auch so ein unerwünschter Gast, der dennoch gerne mal Teil einer Schwangerschaft ist. Man kann versuchen, es mit den typischen Hausmittelchen wie zum Beispiel Mandeln kauen oder Milch trinken in den Griff zu bekommen. Aber wenn man richtig fies Sodbrennen hat und vor allem abends im Bett denkt, dass sämtliches Essen gleich wieder hochkommt, dann hilft oft nur noch der Gang in die Apotheke. Hilfreich ist hier zum Beispiel Riopan.

» Von der **Symphyse** weiß man bis zu einer Schwangerschaft gar nicht, dass es sie gibt und welche Schmerzen sie verursachen kann. Solltest du irgendwann in deiner Schwangerschaft davon betroffen sein, dass die Symphyse beim Gehen, Sitzen oder Stehen einfach nur noch zwickt oder schmerzt, kann Kinesio-Taping für Linderung sorgen.

Aber auch mit dem ein oder anderen Hilfsmittel, Tipp oder Trick bleiben die meisten Begleiterscheinungen erst einmal bestehen. Und das ist normal. Dein Körper vollbringt gerade Höchstleistungen. Da entsteht ein Leben in dir. Ein kompletter Mensch. Auch nach mehr als einem Jahrzehnt Hebammentätigkeit ist es für mich noch immer ein riesengroßes Wunder und kaum zu begreifen. Ruhe, Gelassenheit und sich einzulassen auf das, was da auf einen wartet, wird in jeder Phase deiner Schwangerschaft von großer Bedeutung sein. Die Veränderungen können jedoch erst einmal enorm sein. Natürlich braucht es seine Zeit, sich darauf einzustellen, all diese Veränderungen anzunehmen und zu akzeptieren. Gerade dann, wenn sie – physisch und psychisch – nicht spurlos an einem vorübergehen. Denn körperliche Beschwerden, Schmerzen und Unwohlsein wirken sich natürlich früher oder später auch auf den allgemeinen Gemütszustand und die eigene Psyche aus. Da scheint einem bei Weitem nicht mehr 24/7 die Sonne aus dem Hintern. Wenn der Tag über der Kloschüssel beginnt, würde man ihn am liebsten gleich wieder beenden. Es ist also völlig normal und absolut in Ordnung, wenn du an manchen Tagen einfach nur im Bett oder auf der Couch liegen magst und froh bist, wenn du nichts tun musst außer zu atmen. Und selbst das kann bekanntlich schwangerschaftsbedingt in der ein oder anderen Phase mal etwas schwerer werden.

Aber an all den anderen Tagen sollte man sich nach jedem Aufwachen am Morgen bewusst machen, in welcher unfassbar aufregenden Lebensphase man sich gerade befindet. Sich immer wieder vor Augen führen, dass da ein Leben in einem entsteht und dass das für den Körper einfach unfassbar viel Arbeit bedeutet. Dass der Rücken also auch mal zwicken kann, während man binnen kürzester Zeit mehrere Kilos zunimmt und sich die eigene Körpermitte mal eben komplett verschiebt, steht wohl absolut außer Frage. Das Schöne daran ist ja die Gewissheit, dass diese Schwangerschaftsbegleiterscheinungen eben mit vollendeter Schwangerschaft auch wieder von dannen ziehen. Die Zeit, in der man sich all diesen Veränderungen und den Beschwerden stellen muss, ist verhältnismäßig kurz. Und man weiß jeden Morgen aufs Neue, dass ein Ende in Sicht ist.

REMINDER

Es gibt natürlich immer wieder Begleiterscheinungen, die über die normalen Schwangerschaftssymptome hinausgehen. In seltenen Fällen kann eine Schwangerschaftsübelkeit oder das Erbrechen zum Beispiel so ausgeprägt sein, dass ein stationärer Klinikaufenthalt notwendig wird, damit man dir über einen Zugang ausreichend Flüssigkeit geben kann. Solche Situationen sind enorm Kräfte zehrend und oft auch begleitet von vielen Sorgen um das Baby. Solltest du in irgendeiner Form von solchen Ausnahmen betroffen sein, empfehle ich unbedingt, in engen Kontakt mit deiner Hebamme zu treten. Diese hat in der Regel noch einmal zusätzliche Lösungsansätze und wird dir sicherlich auch emotional eine gute Unterstützung sein.

WENN DER SCHWANGERSCHAFTSGLOW FEHLT UND DIE JEANS DRÜCKT…

Dass der eigene Körper sich durch eine Schwangerschaft verändert, ist kein Geheimnis. Und dennoch ist man überrascht, wenn man in den sozialen Medien weiterhin stylishe, schlanke Schwangere mit reiner Haut sieht, während man selbst schon die ersten Kilos zugenommen hat und vom Schwangerschaftsglow jede Spur fehlt. Während die einen ihre normale Jeans noch in der 33. Woche problemlos schließen können, greifen andere bereits in der neunten Woche zu Schwangerschaftshosen mit elastischem Bund. Egal, zu welcher Kategorie du gehörst: Es ist normal. Jede Frau ist anders, jeder Körper ist anders, die Gene unterscheiden sich und jeder verändert sich unterschiedlich in einer Schwangerschaft. Also bitte lass dich nicht von außen blenden oder gar verunsichern. Und nicht jeder muss sich in seinem neuen Körper sofort wohlfühlen. Im Gegenteil. Viele brauchen die gesamte Schwangerschaft, um zu akzeptieren, dass dies nun der eigene neue Körper ist. Und da wären wir auch bei dem Allerwichtigsten: **Akzeptanz.** Denn dass der Körper sich im Laufe einer Schwangerschaft verändert, kann niemand aufhalten oder verhindern. Natürlich wünscht sich jeder irgendwie, dass der alte Körper zum Großteil erhalten bleibt, aber genauso sollte man damit rechnen, dass dies eben nicht der Fall ist. Dein Körper zaubert gerade einen kompletten, lebensfähigen Menschen in dir zusammen: Wie zur Hölle sollte so etwas funktionieren, ohne dass er sich dabei verändert? Es ist also unglaublich wichtig, die Perspektive zu wechseln: Weg von »Ich möchte meinen alten Körper zurück, mein neuer Körper ist nicht so schön wie der alte. Ich habe so viel zugenommen und ich habe doofe Dehnungsstreifen bekommen«, hin zu »Mein Körper schafft es, ein neues Leben in sich wachsen zu lassen!« Dennoch bewahrt dieser positive Blickwinkel einen natürlich nicht davor, dass es Tage geben wird, an denen du in den Spiegel blickst und dich fragst, wer die Person dir gegenüber eigentlich ist. Aber wenn wir mal ganz ehrlich sind: Das fragen wir Frauen uns doch so oder so mindestens einmal im Monat, oder nicht?!

Es gibt Veränderungen, die können wirklich doof sein: Dehnungsstreifen, die nicht mehr verschwinden. Wassereinlagerungen, die dich körperlich beeinträchtigen. Und Brüste, die meinen, sie müssten mal eben zwei bis drei Körbchen größer werden. Aber du entscheidest, was du daraus machst: die gesamte Schwangerschaft über darüber genervt zu sein und diesen neuen Körper zu verfluchen, oder aber versuchen, es zu akzeptieren und dankbar zu sein.

GOOD TO KNOW

Solltest du mit Wassereinlagerungen zu kämpfen haben, kann zum Beispiel Akupunktur für Linderung sorgen. (Wassereinlagerungen sind in der Regel »normale« Begleiterscheinungen einer Schwangerschaft, die durch die hormonelle Veränderung, aber auch durch die eigene genetische Veranlagung und durch das Wetter hervorgerufen werden können. Sie können aber auch andere Ursachen haben, weshalb es ratsam ist, eine solche körperliche Veränderung mit seiner Hebamme zu besprechen.)

- **Kauf dir eine neue Hose**, in der du dich richtig wohlfühlst. Und dabei ist es völlig egal, welche Größe sie hat. Hauptsache, bequem, und du wirfst gerne einen Blick in den Spiegel.
- **Creme deinen Körper regelmäßig ein** und pflege ihn gut, auch, oder gerade dann, wenn du dich aktuell vielleicht nicht mehr 100 Prozent in ihm wohlfühlst.

» **Besorge dir neue, gut sitzende BHs**, die deine neue Körbchengröße hübsch verpacken.

So war es bei mir

Bevor unser Kinderwunsch aufkam, habe ich fast 14 Jahre lang die Antibabypille genommen, die neben dem Zweck der Verhütung einen wunderbar positiven Effekt auf meine Haut hatte. Ich hatte nahezu ein makellos glattes Gesicht – das ich im Übrigen damals nie als makellos glatt bezeichnet hätte und an dem ich immer etwas zum Meckern fand. Bis ich die Pille abgesetzt habe und unser Kinderwunsch ernst wurde.

Plötzlich wurde auch mein Blick in den Spiegel ernst, denn ich war über und über voller Pickel. Wirklich, es grenzte schon an Akne. Schmerzhafte und wirklich unschöne Hautveränderungen machten sich in meinem Gesicht breit und mir das Leben tatsächlich schwer. Natürlich nicht physisch, aber psychisch. Dass ich plötzlich eben nicht mehr so aussah, wie ich mich kannte und mochte, war erst einmal eine große Umstellung. Vor allem in der Phase, in der es trotz allem nicht zu einer Schwangerschaft kam.

Ab dem Tag des positiven Schwangerschaftstests sah ich natürlich unverändert, teilweise sogar noch schlimmer aus. Aber mein Blickwinkel auf das, was ich da im Spiegel sah, hatte sich verändert. Denn so nervig und ätzend diese Veränderung an meiner Haut auch war, wusste ich doch, dass dies nun einfach dazugehört. Ohne diese Veränderung, die natürlich zum Großteil hormonell bedingt auftrat, hätte ich vermutlich nun kein Baby im Bauch. Und natürlich hätte ich damals gern schönere Haut und damit auch schönere Erinnerungsfotos gehabt – seien wir ehrlich. Aber wenn ich heute Bilder von damals sehe (und, ja, heute sieht meine Haut bei Weitem nicht mehr so aus wie zu diesem Zeitpunkt), dann weiß ich, dass dies einfach Teil des Weges war. Dass mein Körper sich so verändern musste, damit wir hier heute unsere Tochter im Arm halten können. Und auch wenn ich mir damals nicht alles schönreden konnte, so hat es mir zu jeder Zeit geholfen, den Blick auf das Wesentliche (die Schwangerschaft) zu richten und das Negative (meine Haut) nicht in den Fokus zu stellen.

Und mal ehrlich: Dass wir Frauen regelmäßig vor dem Spiegel stehen und irgendwas zum Meckern finden, hat letztendlich schon weit vor der Schwangerschaft begonnen. Aber nur weil wir dazu neigen, uns kleiner zu machen, als wir sind, unsere Körper unattraktiver dazustellen, als andere sie vielleicht sehen, heißt das nicht, dass wir damit weitermachen müssen. Auch hier muss die Gesellschaft und man selbst dringend umdenken, denn all die vermeintlichen Ideale, die gerade online verbreitet werden, liegen meist fernab jeglicher Realität. Also vielleicht ist ausgerechnet jetzt der richtige Zeitpunkt, auch mal umzudenken und seinen Körper (neu) lieben zu lernen.

REMINDER

Vergiss niemals, wie stolz du auf dich selbst und auf deinen Körper sein kannst. All die Neuerungen binnen kürzester Zeit können überwältigend sein. Sich darin neu zu finden, ist sicherlich nicht immer easy, aber ein positives Mindset und das ständige Nachjustieren des eigenen Blickwinkels sind das A und O.

WARTE MAL AB ...

WIE MAN MIT UNERBETENEN RATSCHLÄGEN, TIPPS UND VERMEINTLICHEN TRICKS AM BESTEN UMGEHT

Es dauert meist nur wenige Minuten, nachdem man seine Schwangerschaft verkündet hat und schon prasseln die ersten unerbetenen Ratschläge auf einen ein. Man weiß überhaupt nicht, wie einem geschieht. »Du musst dies und das tun, aber jenes unbedingt lassen!« Jeder meint es nur gut und glaubt, er hätte die Weisheit mit Löffeln gefressen. Von »früher hat man aber ...« bis hin zu »... in den sozialen Medien wurde gezeigt ...« ist wirklich alles an vermeintlichen Tipps und Tricks dabei. Jeder muss seinen Senf dazugeben, auch oder vor allem dann, wenn man gar nicht danach gefragt hat. Vermutlich haben wir genau deshalb und für solche Situationen zwei Ohren: links rein, rechts raus. Aber das umzusetzen, wenn man gerade frisch schwanger und vermutlich voller Vorfreude und Glücksgefühle ist, ist leichter gesagt als getan. Denn oft ist man nicht nur voller Vorfreude und Glücksgefühle, sondern erst einmal auch maximal unsicher und überfordert.

Sich selbst zu finden in dieser neuen Situation und seiner neuen Rolle ist das eine, aber auch noch den gesellschaftlichen Ansichten standzuhalten, ist das andere. Vieles wird heutzutage einfach nicht hinterfragt. Generationen, die nicht unterschiedlicher sein könnten, treffen aufeinander und jeder beharrt auf seinem Standpunkt. Dabei könnte es so einfach sein, wenn jeder vor seiner eigenen Haustür kehren würde und sein Gegenüber einfach mal machen ließe. Denn selbst wenn nicht alles schlechter war, so ist eben auch nicht alles von heute verwerflich. Im Gegenteil, man muss mit der Zeit gehen. Mit der Forschung, mit neuen Studien und Erkenntnissen, aber man sollte auch offen sein für alte Weisheiten und Tipps der älteren Generationen. Die Art und Weise ist entscheidend und bekanntlich macht der Ton die Musik. Solltest

du also in Gespräche verwickelt werden, die eher aus der Kategorie »Du musst ...« sind, kannst du schnell auf Durchzug stellen und dem Gegenüber freundlich mitteilen, dass du glücklicherweise gar nichts musst.
Sollte dein Gesprächspartner jedoch einfach nur erzählen, wie es bei ihm selbst einmal war, dann hör gern aufmerksam zu und schau, was du als wichtig und sinnvoll empfindest und für dich mitnimmst und was du vielleicht weniger passend findest und lieber so stehen lässt. Im Grunde ist es ganz einfach und im Grunde weiß das auch jeder – aber steht man erst einmal vor seiner (Schwieger-)Mama, ist der Puls schnell auf 180.

An dieser Stelle muss ich allerdings mal eines klar festhalten: Nicht jede Schwiegermama kommt aus der Hölle, im Gegenteil, da draußen gibt es ganz viele wunderbare Schwiegermütter, die am Ende euer Bestes wollen und euch sicherlich hin und wieder den Arsch retten werden, wenn es später um das Enkelkind geht. Genauso können aber auch Konflikte mit der eigenen Mutter entstehen, sobald diese in die Rolle der Oma rutscht, also bitte seid hier gleichermaßen gnädig.

Aber nicht nur familiär können gut gemeinte Ratschläge zu Konflikten führen, auch die beste Freundin kann schnell mal übergriffig wirken. Je nach Verhältnis würde ich immer raten, solche Themen anzusprechen, um das Streitpotenzial einfach auf ein Minimum zu senken. Sprüche, die ich mir anhören durfte:

» Warte mal ab, bis du die 39. Schwangerschaftswoche erreicht hast.
» Ja, ja, wir haben früher auch gedacht, das Leben mit Kind würde sich nicht verändern.
» Also, wir haben früher nicht so viele Klamotten gekauft.

Diese Liste könnte ich unendlich weiterführen, denn hat man erst einmal ein Baby im Bauch, meint wirklich jeder, er müsste diesen wunderschönen Zustand kommentieren. Egal, ob im Familien- oder Bekanntenkreis, ob beim Bäcker, an der Tankstelle oder an der Kasse im Supermarkt.
Und neben all den gut gemeinten Tipps und Tricks gibt es dann noch die Kategorie: **Wie rede ich einer Schwangeren alles schlecht?** Ich bin mir sicher, ihr habt es auch schon erlebt, diese Menschen, die ankommen und aus dem Nichts mit negativen Vibes um sich schlagen. Sprüche, die man sich früher oder später anhören kann:

- » Schlaf noch so viel du kannst, denn ist das Baby erst einmal da, wirst du nie wieder schlafen können.
- » Die Beziehung wird so krass unter der neuen Situation leiden.
- » Du wirst die nächsten Jahre überhaupt keine Zeit mehr für dich haben.
- » Soziale Kontakte kannst du knicken, du wirst 24/7 nur noch das Baby um dich haben.

Auch diese Liste könnte ich unendlich weiterführen. Verrückt, oder? Denn eigentlich reden wir hier doch vom vielleicht schönsten Lebensabschnitt und jeder kommt um die Ecke und redet ihn schlecht. Ich persönlich habe das nie verstanden, weder in meiner Arbeit als Hebamme noch selbst als Mama. Ich meine, worüber reden wir hier? Du bekommst ein Kind. Vielleicht dein absolut größter Wunsch. Und dann kommt jemand daher und pfeffert dir erst einmal 800 negative Dinge um die Ohren.
Dabei wird eines wieder extrem deutlich: **wie wichtig es ist, welche Einstellung und Haltung man dem Leben gegenüber hat. Wie entscheidend es ist, ob man das Glas als halb voll oder halb leer ansieht.** Denn wenn man alles nur negativ sieht, alles kritisch hinterfragt, sich aus allem nur das Schlechte herauspickt, ja, dann

wird das Positive, all die Sonnenseiten, die das Leben für einen bereithält, all die guten Dinge, die eine Schwangerschaft und dieser neue Lebensabschnitt mit sich bringen, niemals die Chance haben, im Vordergrund zu stehen.

Aber egal, wer auf dich zukommt, und egal, wer all die vermeintlich negativen Dinge bei dir abladen möchte: Denk immer daran, dass das nicht dein Problem ist, sondern das deines Gegenübers. Niemand sollte dir deine positiven Gedanken rauben und ich kann an dieser Stelle nur immer wieder eins sagen: Das Leben mit Kind ist nicht vorbei. Im Gegenteil, es fängt gerade erst an.

Wenn man sich ein Kind wünscht und dieser Wunsch wirklich Realität wird, dann sollte am Ende nichts auf dieser Welt deinen wahr gewordenen Traum zerstören. Ja, ein Kind zu haben bedeutet eine krasse Verantwortung. Ein Kind zu haben bedeutet Sorgen und Ängste, die wirklich nicht von dieser Welt sind. Und ja, sehr wahrscheinlich wirst du nie mehr so schlafen wie in den Zeiten, als deine größte Verantwortung nur du selbst warst und deine schwerste Entscheidung am Samstagabend hieß: Pizza oder Pasta. Ein Kind zu haben ist eine Lebensaufgabe. Und mit Abstand die schönste Herausforderung, die das Leben einem stellen kann. Du wirst Dinge über dich erfahren und Gefühle fühlen, von denen du nicht im Geringsten geahnt hast, dass sie existieren. Wenn du dein eigenes Fleisch und Blut im Arm hältst, wirst du vermutlich so dankbar sein wie nie zuvor. Und vielleicht, ja, vielleicht wirst du abends auf der Couch sitzen, auf das Babyfon starren und nicht glauben können, dass dort wirklich **dein** Baby liegt. Es gibt also keinen sinnvolleren Grund, nachts wach zu sein, als die Tatsache, dass dein eigenes Kind dich braucht.

DIE HÄUFIGSTEN KOMMENTARE

OH, DEIN BAUCH IST ABER SEHR GROSS.

In keiner Lebensphase wird so häufig der Bauch seines Gegenübers kommentiert, begutachtet und analysiert wie in der Schwangerschaft. Jede Frau hat einen anderen Körper, andere Gene, andere Gegebenheiten – entsprechend hat natürlich jede Frau einen anderen Bauch. Eine Frau von 1,58 m wird mit großer Wahrscheinlichkeit einen kleineren Bauch haben als eine Frau mit 1,82 m. Es bringt also rein gar nichts, auch nur ansatzweise etwas auf solche Kommentare zu geben. Na und, dann denkt der Onkel halt, dass man einen kleinen Bauch hat, während die Dame beim Bäcker jeden Sonntag der Meinung ist, dass der Bauch aber extrem groß sei. Von solchen Aussagen muss man sich wirklich stark distanzieren und sich keinerlei Gedanken darüber machen.

MEIN GYN HAT GESAGT, DASS MEIN BABY BESTIMMT FRÜHER AUF DIE WELT KOMMT, WEIL MEIN MUTTERMUND BEREITS VERKÜRZT IST.

Ein Satz, den gefühlt neun von zehn Frauen von ihrem Frauenarzt zu hören bekommen. Und am Ende gehen sie doch über den errechneten Geburtstermin. Ganz normal. Niemand kann hellsehen, auch nicht dein Frauenarzt, also bitte versuch, solche Vorhersagen zu ignorieren. Denn spätestens zwei Tage vor dem geplanten Termin heißt es dann plötzlich: »Alles noch total unreif, das dauert noch.« Und vielleicht hast du dennoch am selben Abend einen Blasensprung. Who knows? Niemand, außer vielleicht das Baby in deinem Bauch.

FRÜHER HABEN WIR DAS AUCH NICHT GEMACHT/GEBRAUCHT/GEHABT.

Früher gab es auch keine Handys, keine E-Autos und keine so fortschrittliche Medizin, um Krebs behandeln zu können. Wovon sprechen wir hier also eigentlich? Natürlich ist heute nicht alles wie früher und natürlich war früher nicht alles wie heute. In keinem Bereich.

GENIESS DIE ZEIT OHNE KIND, SOLANGE DU NOCH KANNST.

Als wäre das Leben mit Kind schlagartig vorbei. Als gäbe es ein Davor und ein Danach und das Danach ist quasi das Ende von allem. Nicht selten klingt es von Außenstehenden so, als wäre Kinder kriegen eines der schlimmsten Dinge der Welt. Als hätte man diesen neuen Lebensabschnitt untergejubelt bekommen. Als wäre nichts von all dem freiwillig passiert. Dabei wäre hier ein Umdenken der Gesellschaft so unglaublich wichtig. Die positiven Seiten hervorheben. Die Sonnenseiten beim Namen nennen, anstatt immer nur im Selbstmitleid zu baden, weil das Leben mit Kind, oh Wunder, natürlich ein anderes ist als ohne.

WARTE MAL AB, BIS …

Klassiker sind Sätze, die mit »Warte mal ab, bis …« beginnen:
»… bis du am Ende der Schwangerschaft kaum noch laufen kannst.«
»… bis das Baby da ist und du nicht mehr schlafen kannst.«
»… bis du absolut keine Zeit mehr für dich hast.«
Die Liste hier ist wirklich unendlich lang, und ich denke, jede von uns wird sich im Laufe der Schwangerschaft in irgendeinem der Sätze wiederfinden.

(GEBURTS-)VORBEREITUNG: WAS BRAUCHT MAN WIRKLICH?

Eine Frage, die die meisten von Anfang an beschäftigt: Was brauche ich wirklich für das Baby? Im Internet findet man zig verschiedene Listen mit 100 verschiedenen Angaben. Bei der Hälfte wird man nicht einmal wissen, worum es sich handelt. Bei einem Viertel wird man denken, was zur Hölle soll ich damit? Und bei einem weiteren Viertel wird man denken: Jo, kauf ich ... und überlegt es sich dann schnell anders, nachdem man die Preise gesehen hat. Mal ehrlich: Wenn man nicht aus dem Bereich kommt (beruflich), man noch kein Kind hat und dieses ganze »Baby-Universum« zum ersten Mal betritt, ist man erst einmal völlig reizüberflutet und erschlagen. Es gibt keinen Lebensbereich, in welchem man mehr Geld ausgeben kann. Nicht mal das Thema »Hochzeit« kommt budgetmäßig hier ran. Traurig, aber wahr. Dennoch muss ich eins vorab sagen und das ist hiermit vermutlich auch die wichtigste Aussage zu dem Thema:

Kauf, was du kaufen magst.

Egal, ob die Nachbarin es für sinnvoll gehalten hat. Egal, ob die beste Freundin meint, es wäre der größte Quatsch auf Erden. Und egal, ob du es am Ende tatsächlich brauchst oder nicht. Wenn du es kaufen möchtest, weil es dich glücklich macht, weil es für dich zum Prozess des Mamawerdens dazugehört, weil du genau jetzt hier und heute (vielleicht auch ein wenig hormongesteuert) einfach zuschlagen musst, dann tu es! Diese Vorfreude auf dein Baby ist mit keiner Vorfreude dieser Welt zu vergleichen. Ich kann es absolut verstehen, wenn man diese von Kopf bis Fuß ausleben möchte – mit allem, was dazugehört. Ob das dein Geldbeutel mitmacht und dein Konto dir nachher danken wird, steht auf einem anderen

Blatt – und sollte natürlich nicht außer Acht gelassen werden!!! –, aber wenn es finanziell drin ist, dann bitte ... Wer hat denn gesagt, dass man erst ab Woche 20 etwas kaufen darf? Und wer hat eigentlich behauptet, dass man nur **zwei** Spucktücher braucht? Holy, wir hatten kein Spuckkind oder sonst was und dennoch war ich dankbar für jedes einzelne unserer 28 Spucktücher! Es ist doch immer so: Eins liegt im Bett, eins im Kinderwagen, eins am Esstisch, eins auf der Couch, zwei im Badezimmer, fünf sind in der Wäsche und überhaupt geht ständig etwas verloren – also ehrlich, wer kommt bitte mit **zwei** Spucktüchern zurecht?

Und so ist es bei so vielen Dingen. Kauf bitte nur hochwertige Wolle-Seide-Bodys. Die kosten zwar ein Vermögen, aber zwei reichen. Ähm, nein?! Also, ja, die kosten ein Vermögen, aber auch hier reichen meiner Meinung nach zwei absolut nicht aus. – Ihr wisst es schon, einer ist an, einer in der Wäsche und die Teile dürfen ja nur per Hand gewaschen und nicht in den Trockner geschmissen werden. Sprich, einer hängt grundsätzlich über der Wäscheleine. Und wenn nun der, den das Baby anhat, versaut ist, nun ja ... dann bleibt das Baby eben nackt oder wie? Ihr merkt: Diese Rechnungen mancher Erstausstattungslisten gehen nicht ganz auf.

Und dann soll man unbedingt eine 50 Euro teure Babybadewanne mit Ständer und Duschzeughalterung kaufen, während man ganz simpel auch einen geschlossenen Wäschekorb nehmen könnte. Wie gesagt, wenn man keine Ahnung hat, hat man in dem neuen Baby-Universum schnell ein Problem: Entweder kauft man wirklich Dinge, die man hinterher nicht braucht und hat dafür auch noch Unmengen Geld gelassen. Oder man kauft zu wenig, weil alle nur noch nach dem Motto »Weniger ist mehr« und »Ein Baby braucht doch am Anfang nicht viel« leben.

Stimmt auch: Ein Baby braucht tatsächlich nicht viel. Aber am Ende ist der Kauf von fünf Bodys nicht fürs Baby, sondern eine

Erleichterung für dich selbst, damit du im Wochenbett nicht pausenlos auch noch Handwäsche betreiben musst.
Und während es aus Hebammensicht ein paar Dinge gibt, die ich grundsätzlich empfehle, gibt es auch Dinge, die jede Mama individuell für richtig und wichtig hält. Während für uns beispielsweise eine Trage so wichtig und Gold wert war, dass wir uns am Ende sogar drei gekauft haben, hätten wir uns einen Kinderwagen – in dem unser Babygirl sowieso nie lag – sparen können.
Und während die einen einen Stubenwagen unbedingt haben möchten, weil sie ebenerdig in einer Wohnung leben und das Baby damit easy von A nach B schieben können, ist es für die Mama im Haus mit drei Etagen eben eher Quatsch. So individuell wie jede Schwangerschaft und jedes Baby sollte eben auch jede Erstausstattung sein.
Ich werde dir nachfolgend einmal auflisten, was ich aus Hebammensicht immer empfehle. Das muss aber für dich nicht bedeuten, dass du dich daran sklavisch halten musst. Es ist einfach nur ein kleiner Einblick. Wenn du das zehnte Outfit kaufen magst, weil es noch süßer ist als die neun, die du bereits gekauft hast: Go for it!

REMINDER

Und noch eine ganz wichtige Sache: Vielen wird geraten, erst ab der 24. Schwangerschaftswoche etwas für das Baby zu kaufen. Manche erzählen sogar von schlechten Vibes und bösen Geistern, wenn man bereits vorher etwas besorgt.
Aber seien wir mal ehrlich: Die ersten Kleidungsstücke zu kaufen, die erste Decke, das erste Kuscheltier – sind essenzielle Dinge, die einfach zum Prozess des Mamawerdens dazugehören, wenn man es denn möchte – und das sollte man sich von nichts und niemandem madig reden lassen. Be-

reits in der 14. Woche ein voll eingerichtetes Kinderzimmer zu haben – okay, darüber lässt sich streiten. Aber wenn du nach deinem ersten Gyn-Besuch mit positiver Herzaktion auch dein erstes Teilchen für dein Baby kaufen magst, dann lass dich von nichts und niemandem aufhalten. Das alles ist sowieso so unwirklich, so unglaublich und surreal, dass das Kaufen von Dingen für dein Baby all das irgendwie ein Stück weit greifbarer macht.

ERSTAUSSTATTUNGS-BASICS-EMPFEHLUNG

ZUM ANZIEHEN

» **Gut sitzende Bodys** (bedeutet wirklich Größe 50/56). Generell gilt: Nicht alles in Größe 62 kaufen, weil Babys ja so schnell wachsen. Anfangs muss die Kleidung wirklich tippitoppi sitzen – ein Body ist quasi die zweite Haut des Babys (deshalb gilt auch grundsätzlich: IMMER einen Body anziehen), und dieser sollte eng anliegen.

» **Klamotten:** Egal, ob Strampler oder Sets (Hose und Oberteil), eine Jacke zum Drüberziehen oder im optimalen Fall ein Overall (natürlich an die Jahreszeit angepasst).

» **Eine Mütze!** Und zwar egal, zu welcher Jahreszeit dein Baby zur Welt kommen wird.

» **Schlafsack:** Hier gibt es verschiedene Wärmegrade, ebenfalls passend zur Jahreszeit.

NICE TO HAVE

» **Spucktücher** – wie schon erwähnt: Über die Anzahl lässt sich streiten und zum Glück kriegt man heutzutage via Online-Bestellung die meisten Sachen am nächsten Tag geliefert, aber sparen würde ich hier nicht.

» **Ein Stillkissen** – egal, ob du stillen möchtest oder nicht: Bereits in der Schwangerschaft kann dieses Kissen nützlich sein, um bequemer zu liegen und die Beine darauf zu lagern.

PFLEGE UND BAD

» **Pflegeprodukte** empfehle ich, erst zu kaufen, wenn das Baby bereits auf der Welt ist und man sieht, welche Haut es hat und was überhaupt nötig ist.
» **Eine Wanne** zum Baden – da reicht in der Regel ein einfacher geschlossener Wäschekorb.

FÜR UNTERWEGS ... UND ZU HAUSE

» Die üblichen Sachen wie **Kinderwagen, Autositz, ein Beistellbett oder einen Stubenwagen.**
» **Eine Trage** würde ich auch immer erst kaufen, wenn das Baby da ist und man gemeinsam mit dem Baby eine Trageberatung machen kann.

Grundsätzlich kannst du deine Erstausstattung auch mit deiner Hebamme besprechen. So kann man am besten schauen, was zu euren aktuellen Lebensumständen und eurer derzeitigen Wohnsituation passt und am hilfreichsten ist.

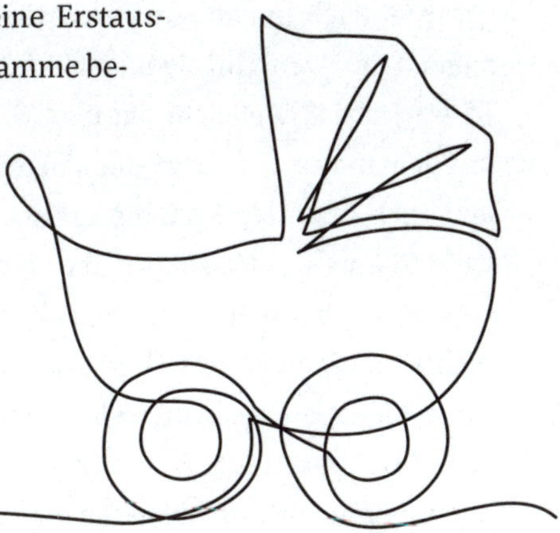

GEBURTSVORBEREITUNG: SINNVOLL ODER SINNLOS?

Wenn man an eine Geburt denkt, denken viele in der Regel an all die klischeehaften Hollywood-Dramen, in denen die Frauen immer von der einen auf die andere Sekunde heftigste Wehen bekommen und mitten im Supermarkt stöhnend auf den Boden sinken. Die Realität ist glücklicherweise eine andere und ein guter Geburtsvorbereitungskurs ist sicherlich sinnvoll, um einen darauf vorzubereiten. Solltest du jedoch so maximal gar keinen Bock auf einen »Hechelkurs« haben, kann ich das total nachvollziehen, denn leider gibt es immer noch viele Kurse, die sich genau darauf fokussieren: »Wie atme ich unter der Geburt?«

Dabei muss man mal ganz ehrlich sagen: Eine Geburt besteht aus so viel mehr als nur der Frage, welche Atmung am besten ist. Und ein guter Geburtsvorbereitungskurs sollte dich im besten Fall optimal auf all das vorbereiten, was eine Geburt, aber auch die Zeit danach, beinhaltet. Wie du dabei am besten atmest, erklärt dir im Zweifel auch noch die Hebamme, die dich während der Geburt betreut. Aber von all dem Sinn und Hintergedanken eines Geburtsvorbereitungskurses mal abgesehen, empfehle ich so etwas gerne, einfach um andere werdende Mütter kennenzulernen. Vor allem dann, wenn im eigenen Umfeld gerade niemand direkt mitschwanger ist. Vielleicht hat man Glück und es ist jemand dabei, mit dem man auf einer Wellenlänge ist und mit der man den Kontakt auch über den Kurs hinaus noch halten möchte. Viele Kurse werden auch als Crashkurs über ein bis zwei Wochenenden angeboten, so hätte man für den Fall, dass der Kurs wirklich absolut nichts für einen ist, das Thema schnell wieder abgehakt.

Ganz allgemein, also von jeglichen Kursen abgesehen, halte ich es aber durchaus für sinnvoll, sich auf die Geburt vorzubereiten. Wie das am Ende für dich aussehen mag und was du dafür wie machen wirst, kann völlig unterschiedlich sein. Sowieso lässt sich bekanntlich über alles streiten und was für deine beste Freundin superhilfreich war, kann für dich selbst ein absoluter Abturner sein. Also schaue einfach, was sich für dich richtig anfühlt und worauf du wirklich Lust hast.

REMINDER

Wenn dir das alles too much ist, dann ist das auch okay, und du machst einfach nichts von den Dingen, die man zur Geburtsvorbereitung machen könnte: Am Ende wird dein Baby trotzdem geboren. Hier kommen meine Top 3 zur Geburtsvorbereitung. Nur als Inspiration und Anregung, aber keinesfalls als offizielle Empfehlung für dich, denn du musst schauen, was für dich das Passende sein könnte:

» **Aniball** – Der Aniball ist ein Beckenboden- und Geburtstrainer. Er unterstützt eine vaginale Geburt und stärkt die Beckenbodenmuskulatur.
» **GeburtsTENS** – Das Geburts-TENS dient zur Linderung der Wehenschmerzen. Es kann bereits bei Übungswehen vor der Geburt eingesetzt werden, aber vor allem ist es während der Geburt hilfreich.
» **Geburtsvorbereitende Akupunktur** – Ab der 36. Schwangerschaftswoche kann man sich mit einer speziellen Akupunktur auf die Geburt vorbereiten. Dies soll dafür sorgen, dass man weniger Schmerzmittel benötigt und die Geburt insgesamt weniger lang dauert.

Nicht für jeden ist beispielsweise geburtsvorbereitende Akupunktur die richtige Wahl. Vielleicht bist du Nadeln gegenüber eher abgeneigt oder glaubst nicht an deren Wirkung. Als Hebamme könnte ich dir jetzt erklären, wie wirkungsvoll Akupunktur dennoch ist und wie die aktuelle Studienlage dazu aussieht, und ja, ich persönlich kann gerade Akupunktur wirklich empfehlen. Aber wenn es nichts für dich ist, dann ist es nichts für dich. Punkt.

Gleiches gilt auch für die seit einiger Zeit total gehypte Louwen-Diät (Ernährungsumstellung, bei der die werdende Mutter auf verschiedene Kohlenhydrate und vor allem auf Zucker verzichtet) – vielleicht hast du auch schon längst davon gehört und dich vielleicht sogar bereits gefragt, ob du auf diesen Zug aufspringen musst. Um es kurz zu machen: Nein, musst du nicht. Wenn du dich ausgiebig informiert hast, davon überzeugt bist und die Louwen-Diät für dich eine sinnvolle Methode der Geburtsvorbereitung darstellt, dann kannst du das natürlich gern machen – und hast gleichzeitig meinen größten Respekt, denn das Konzept konsequent umzusetzen, bedarf einer wirklich großen Selbstdisziplin. Solltest du dich aber von solchen Möglichkeiten einfach nur unter Druck gesetzt fühlen, dann vergiss es ganz schnell wieder. Die letzten Wochen deiner Schwangerschaft sollten nach Möglichkeit und trotz jeglicher Art der Geburtsvorbereitung ja trotzdem noch so gut es geht genossen werden. Wenn der Verzicht auf Nutella nun also mehr Panik auslöst als Freude – dann überspring jeglichen Beitrag zur Louwen-Diät und lass dir dein Nutellabrot schmecken.

Nein, ehrlich: Stress dich hier nicht mit den verschiedenen Möglichkeiten, die man heutzutage als geburtsvorbereitende Maßnahme empfohlen bekommt, denn wenn wir mal ganz ehrlich sind, früher oder später kommt jedes Baby raus. Und dafür braucht man am Ende nur eins: **Geduld**!

Dennoch solltest du in erster Linie natürlich das tun, was dich anspricht und wodurch du dir einen positiven Effekt für dich, dein Baby und deinen Körper erhoffst. Für mich war es beispielsweise einfach schön, die Termine für die geburtsvorbereitende Akupunktur zu haben, weil ich mit jedem Termin wusste, dass ich der Geburt näherkomme. Solltest du aber weder auf das eine noch auf das andere Lust haben, dann ist das auch vollkommen in Ordnung und ohne schlechtes Gewissen durchzuziehen.

VORBEREITUNG AUF DIE ZEIT DANACH

Und während alle nur daran denken, sich auf die bevorstehende Geburt vorzubereiten, vergessen die meisten das Wichtigste: **die Zeit danach**. Die Zeit nach der Geburt. Die Zeit, wenn man plötzlich mit Baby zu Hause ist und erst mal überhaupt keine Zeit mehr hat. Die Zeit, für die man eben eine gute Vorbereitung braucht.

Der erste und wichtigste Schritt ist es, sich überhaupt bewusst zu machen, dass es ein »Danach« gibt. Es klingt verrückt, aber ich erlebe es wirklich nicht selten, dass sich jeder Gedanken über die Schwangerschaft und über die Geburt macht, aber nur die allerwenigsten über die erste Zeit danach nachdenken. Ist man dann mit Baby allein zu Hause, fällt einem plötzlich ein, dass man ja außer ein paar Baby-Essentials (Kinderwagen, Autoschale, Klamotten) rein gar nichts vorbereitet hat. Ehrlicherweise muss man sagen, dass natürlich auch diese Familien irgendwie klarkommen. Aber zuerst kommen viele wirklich ins Straucheln, wenn sie merken, dass sie zu Hause regelrecht in ein Loch fallen, weil für das Leben mit Baby nichts vorbereitet ist.

Wer bringt nun das ältere Geschwisterkind in den Kindergarten? Wieso ist der Kühlschrank plötzlich leer und wieso sind die Nudeln ausgegangen? Ach, fuck, Toilettenpapier fehlt auch und einen Kinderarzt, shit, den müssen wir uns ja auch noch suchen. Und wo zur

Hölle hatte ich eigentlich die ganzen Unterlagen für das Elterngeld hingelegt?! Du siehst: Man kann sich das Leben, oder vielmehr das Wochenbett, ganz schön schwer machen. Man kann es sich mit ein wenig durchdachter Vorbereitung aber auch deutlich erleichtern.

GOOD TO KNOW

» Ich empfehle wirklich immer zu gucken, dass der Kühlschrank und das Tiefkühlfach gut gefüllt sind. Wenn die Geburt näher rückt, kann man wunderbar ein paar Lieblingsgerichte wie Bolognese-Sauce, Hähnchen-Curry und Suppen **vorkochen** und einfrieren.

» Dinge wie Nudeln, Konserven und Co sollten sowieso immer vorrätig sein. Frische Lebensmittel müssen natürlich frisch eingekauft werden, machen am Ende aber den geringsten Teil aus. Wichtig ist es einfach, die Essentials, die man tagtäglich braucht, zu Hause zu haben. **Auf Vorrat.**

» Sollte am Ende dennoch etwas fehlen, ist heutzutage dank **Online-Shopping** und vieler **Lieferdienste** alles schnell besorgt. Dennoch ist es hilfreich, wenn man vorab schaut, dass man alles hat, was man potenziell brauchen könnte.

BEHÖRDENKRAM ERLEDIGEN

Neben all den Basics ist es wichtig, sich vorab um den nervigen Teil wie Anträge, Kinderarztsuche und so weiter zu kümmern. Anträge für Elterngeld und Co kann man vorab online herunterladen und, soweit möglich, bereits ausfüllen. Nach der Geburt muss man dann nur noch die Geburtsdaten des Kindes eintragen, die Geburtsurkunde beilegen, und ist quasi fertig. Den Kinderarzt, den man bereits vor der Geburt herausgesucht hat, ruft man nach der Geburt nur noch an und macht einen Termin für die nächste Vorsorgeuntersuchung aus, anstatt nach der Geburt erst mal anzufangen, Google zu durchforsten, sich Bewertungen durchzulesen und so weiter ... Für so was hat man nach der Geburt nämlich definitiv keine Zeit und vor allem auch keine Lust.

ABSPRACHEN TREFFEN

Genauso fehlen Zeit und Lust für unnötige Diskussionen. Es ist also immer hilfreich, wenn man vorab schaut, wie das »Danach« aussehen soll. Wenn man gemeinsam überlegt, wie man eine mögliche (gemeinsame) Elternzeit gestaltet, ob der Partner alternativ Urlaub nimmt, und wenn ja, wie lange. Sollten weder Elternzeit noch Urlaub möglich sein, dann ist es definitiv ein Thema, zu schauen, wie man als Mama die nötige Unterstützung bekommt, die man anfangs unter Umständen braucht. Gibt es Familie in der Nähe, Großeltern, die helfen können, oder ist es notwendig, unter Umständen eine Haushaltshilfe zu beantragen? Es gibt viele Dinge, bei denen es sich wirklich lohnt, im Vorfeld einmal darüber gesprochen zu haben, um im Nachhinein nicht zu denken: Hätten wir mal ...! Es erspart einem im Zweifel eine Menge Frust und Ärger, wenn dann hinterher irgendetwas nicht so läuft, wie man es sich vorab vielleicht gewünscht hätte.

MENTALE VERÄNDERUNG

WERDE ICH EINE GUTE MUTTER SEIN?

Der Tag wird kommen, an dem du dich urplötzlich fragen wirst, ob du eigentlich eine gute Mutter sein wirst. Dieser einmalige Geistesblitz wird kurzfristig vielleicht alles infrage stellen, was du dir je ausgemalt hast.

Die coole Mum, die total easy und entspannt drauf ist. Die einfach ihr Ding macht, sich nie und nimmer von irgendetwas verunsichern oder gar aus der Bahn werfen lässt. Und dann kicken die Hormone mal wieder durch und man badet in Selbstzweifeln. Und das ist normal. Das ist unangenehm, das ist nervig, aber es ist normal. Ein eigenes Kind zu bekommen und Mama zu werden, das ist mit Abstand die krasseste Veränderung, die das Leben für einen bereithalten kann. Natürlich geht das nicht ohne all diese Gedanken an einem vorüber. Natürlich möchte man die beste Mama für sein Kind sein. Und natürlich sorgt man sich, dass man all den neuen Anforderungen nicht gerecht werden kann. Dass man nicht die coole Easy-Going-Mum wird, als die man sich selbst immer gesehen hat. Dass man nicht die Person ist, zu der das Kind für immer kommen wird. Dass man Fehler macht, die am Ende einfach dazugehören. In jeder guten Beziehung macht man Fehler. In jeder guten Beziehung gibt es Höhen und Tiefen. Und so wird es auch mit deinem Kind sein.

All die Gedanken, all die Selbstzweifel und Sorgen in deinem Kopf gehören dazu. Sie werden aber spätestens dann vollkommen in den Schatten gestellt, wenn dein Baby da ist. Denn dann steht es völlig außer Frage, ob du eine gute Mutter bist. Für dein Kind wirst du die beste Mutter sein, die es haben kann.

Nicht selten werden all diese Gedanken auch nur verstärkt, weil man im Außen, in seinem Umfeld und in den sozialen Medien immer wieder den Eindruck vermittelt bekommt, dass man sich beide

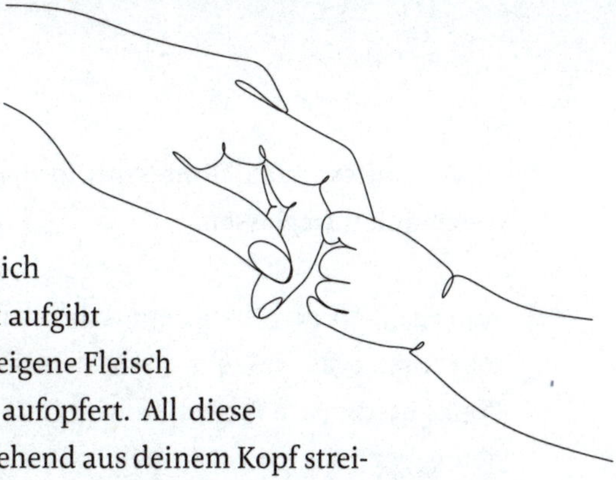

Beine rausreißen muss, um eine **wirklich** gute Mutter zu sein. Dass man sich selbst am besten komplett aufgibt und sich nur noch für das eigene Fleisch und Blut im Miniformat aufopfert. All diese Gedanken solltest du umgehend aus deinem Kopf streichen, denn am Ende werden sie nichts mit deiner eigenen Realität zu tun haben. Lass es auf dich zukommen. Vieles, was du dir vorab gedacht, gewünscht oder ausgemalt hast, wird sicherlich ganz anders sein, sobald dein Kind tatsächlich auf der Welt ist. Vieles wird aber – entgegen anderslautender Kommentare – genau so sein, wie du es schon prophezeit hast, und zwar im positiven Sinne. Du wirst merken, dass man in diese neue Rolle meistens schneller hineinrutscht, als man es vielleicht zwischenzeitlich dachte. Du wirst merken, dass bei sich zu bleiben und eben nicht zu sehr auf das Außen zu hören, am Ende immer die richtige Lösung sein wird. Für dein Kind. Für dich. Und für euch als Familie. Also versuche, dich schon während der Schwangerschaft so wenig wie möglich von Kommentaren anderer beeindrucken zu lassen, die deine eigenen Selbstzweifel in dem Moment vielleicht noch verstärken könnten. Schaut man sich in seinem Umfeld oder in den sozialen Medien um, kriegt man relativ schnell ein Bild davon vermittelt, was die Gesellschaft sich als **gute Mutter** vorstellt, aber auch hier ist ein Umdenken so wichtig. Denn am Ende kann man das **Mamasein** sowieso nur falsch machen, wenn man es aus der Negativperspektive betrachtet.

» **Du sollst unbedingt stillen, aber bitte nicht zu lange.**
» **Du sollst rechtzeitig mit der Beikost starten, aber bloß nicht zu früh. Dich an Pläne halten, Zucker vermeiden und unter keinen Umständen ein Quetschie auspacken.**

» **Du solltest nach Montessori fördern und sämtliche Medien komplett weglassen.**

Also egal, was du als Mutter machen wirst, egal, wie du als Mutter sein wirst, egal, wie sehr du dir den Hintern aufreißt und deinen Kopf unterm Arm trägst – es wird immer, wirklich immer jemanden geben, der dennoch meint, dass du keine gute Mutter bist. Und das ist okay, denn am Ende des Tages ist es nicht relevant, was das Außen über dich denkt oder sagt, sondern was du über dich selbst denkst. Und auch hier wirst du im Laufe deines **Mamaseins** immer mal wieder an den Punkt kommen, an dem du voller Zweifel all dein Handeln infrage stellen wirst. Aber solange du dich immer wieder selbst runterholst auf den Boden der Tatsachen und dir bewusst machst, dass du für dein Kind immer die beste Mama sein wirst, spielt es absolut keine Rolle, was die Außenwelt darüber denkt oder sagt.

REMINDER

Die Sorge und Selbstzweifel, dass man keine gute Mutter sein wird, sein Kind nicht ausreichend versorgen kann und seine neue Rolle nicht ausfüllen kann – ich verspreche dir, die durchlebt so gut wie jede Frau während ihrer Schwangerschaft. Also schäm dich auf keinen Fall für diese Gedanken und mach dich selbst nicht dafür verrückt, dass du zeitweise dieses unstillbare Kopfkino in dir hast. Auch diese Phase wird vergehen und spätestens wenn dein Baby auf der Welt ist, wirst du schnell merken, dass du die beste Mama für dein Kind bist, die es haben könnte.

GOOD TO KNOW

Nicht nur du veränderst dich mental, sondern wahrscheinlich auch deine Partnerschaft:

- » Oft nimmt der Partner all die Veränderungen erst deutlich später wahr als du selbst. Während du vor allem durch die körperlichen Veränderungen merkst, dass du schwanger bist, ist diese Umstellung für deinen Partner meist so lange »unwirklich«, bis dein Bauch anfängt zu wachsen und auch er irgendwann das Baby zum ersten Mal spüren kann.
- » Durch die hormonellen Veränderungen sind ein neues Empfinden und eine andere Wahrnehmung sowohl körperlich als auch emotional keine Seltenheit – sowohl der Wunsch nach mehr körperlicher Nähe als auch ein kompletter Verlust der Libido können vorkommen.
- » Jegliche Veränderungen und all dein mögliches Gedankenchaos solltest du offen mit deinem Partner kommunizieren. Nur so habt ihr beide gleichermaßen die Chance, damit umzugehen.
- » Während du dich veränderst, kann es aber genauso gut sein, dass auch dein Partner sich verändert. Oft spielt der Gedanke, Vater zu werden und »für die Familie sorgen zu müssen«, eine große Rolle, die emotional viel Raum fordern kann. Auch in dieser Hinsicht ist es wichtig, offen miteinander zu sprechen.

GEBURT

» Wenn das Baby kommt.

KONTROLLABGABE UND SELBSTVERTRAUEN

Es gibt Situationen im Leben, über die hat man kaum bis gar keine Kontrolle. Und das, obwohl wir Menschen am liebsten immer und über alles die Kontrolle hätten. Und nun? Wir können versuchen, uns dagegen zu sträuben, wir können schlechte Laune bekommen und Angst entwickeln. Oder wir können uns entscheiden, die Situation anzunehmen, uns in Selbstvertrauen üben und Respekt vor dem haben, was auf uns zukommt. Klingt supereasy, ist es aber nicht. Denn eine Geburt ist nicht alltäglich, manche erleben sie zum ersten Mal, andere vielleicht zum zweiten oder dritten Mal – und trotzdem bleibt jede Geburt einmalig. In der Regel weiß man nicht, was auf einen zukommt. Denn auch wenn es einen typischen Ablauf einer vaginalen Geburt gibt, zeigt die Realität immer wieder, dass selten etwas nach Lehrbuch läuft und man wieder ahnungslos am Anfang steht.

REMINDER

Eine Geburt nach Lehrbuch, oder wie manche es sich vielleicht wünschen würden, beginnt mit einem Blasensprung oder mit Wehen. Diese Wehen kommen regelmäßig – anfangs vielleicht alle zehn Minuten, mit der Zeit alle fünf Minuten und irgendwann dann alle zwei Minuten –, wodurch sich der Muttermund bis auf die gewünschten zehn Zentimeter eröffnet. Nach Lehrbuch geschieht dies in einem Tempo von ungefähr einem Zentimeter pro Stunde.
Da aber bekanntlich selten alles nach Lehrbuch läuft, sieht die Realität im Kreißsaal oft anders aus. Es kann also durchaus sein, dass deine Wehentätigkeit nicht so regelmäßig

ist, wie man sich das vielleicht wünschen würde, oder der Muttermund sich etwas langsamer oder auch etwas schneller eröffnet, als es die Faustregel besagt. Solltest du also irgendwo schon einmal gelesen oder gehört haben, wie eine Geburt nach Lehrbuch abläuft, dann klammere dich nicht an diese Beschreibung, sondern sei dir bewusst, dass sie nur einen groben Fahrplan darstellt.

DU SCHAFFST DAS

Wenn man also so gar nicht weiß, was da auf einen zukommt, und man dann noch komplett die Kontrolle abgeben soll, puh, das ist eine Situation, die man am liebsten umgehen würde. Aber egal, wie gern ich das hier schönreden würde: Ausweichen ist in diesem Fall keine Option. Denn was hereingekommen ist, muss auch wieder heraus.

Ein typischer Satz in diesem Zusammenhang: **Das haben schon andere hinbekommen, also kriegst du das auch hin.**

Und was soll ich sagen? Es stimmt, du kriegst das hin. Ganz, ganz sicher sogar. Die Frage ist nur, wie man dahin kommt. Der Anfang liegt darin, dass man an sich selbst glaubt. Dass man sich selbst davon überzeugt, dass man das kann. Dass wir Frauen zum Kinderkriegen **gemacht sind.** Das klingt so klischeehaft und abgedroschen, aber wenn wir mal ehrlich sind, dann ist es einfach so. Und daran ist auch nichts Verwerfliches, im Gegenteil, wir sollten diese Tatsache für uns nutzen. Uns darin bestärkt fühlen. Denn eins kann ich dir vorab verraten: Wenn du diese Geburt hinter dich gebracht hast, egal, wie und auf welchem Wege, wirst du danach denken, du könntest die ganze Welt besiegen – und vermutlich hättest du damit sogar recht. Unterschätze niemals eine schwangere Frau. Und wenn das andere nicht tun sollten, dann unterschätze dich bitte erst recht nicht selbst.

Also, **Punkt 1: Selbstvertrauen.** Und nachdem du gelernt hast, dir selbst und deinem Körper zu vertrauen, kommt die Königsdisziplin, **Punkt 2: Anderen vertrauen.** Der Hebamme. Dem Arzt. Dem gesamten Fachpersonal, das in deine Schwangerschaft und Geburt involviert ist. Aber vor allem und in erster Linie auch deinem Baby. Denn wie sage ich immer so schön: Du kannst dir noch so viel ausmalen, so viele Pläne schmieden und Wunschvorstellungen verfolgen, am Ende gibt es nur eine einzige Person, die entscheiden wird, wie der Hase läuft, und das ist dein Baby.

FACTS: DER WEG DEINES BABYS

Während der Geburt arbeitet sich dein Baby quasi Wehe für Wehe voran. Der Muttermund geht weiter auf und dein Baby rutscht Stück für Stück tiefer und durch dein Becken hindurch. Dies ist in drei Teile unterteilt:

» Beckeneingang
» Beckenmitte
» Beckenausgang

Um durch alle Ebenen deines Beckens zu rutschen, muss sich dein Baby dabei drehen. Anfangs ist der Kopf quer, sprich, es guckt nach links oder rechts, dann dreht es sich schräg weiter, bis der Kopf schlussendlich am Beckenausgang gerade ist. So wird es dann geboren.

DEIN BABY ENTSCHEIDET

Dein ungeborenes Kind ist schon der neue Chef, bevor es überhaupt das Licht der Welt erblickt hat. Eigentlich total logisch – obwohl die wenigsten tatsächlich daran denken. Der Weg deines Babys, wie oben beschrieben, ist eigentlich ganz einfach und für

alle Babys gleich, dennoch gibt es immer mal wieder Babys, die beschließen, sie würden lieber einen anderen Weg gehen, eine andere Abzweigung nehmen oder auch einfach mal zwei Schritte zurück gehen, anstatt vorwärtszukommen.
Solche Umwege und Abweichungen im Verlauf der Geburt kommen in der Realität gar nicht so selten vor. Wenn man das weiß und diese Tatsache im Hinterkopf behält, wird man automatisch an viele Dinge ganz anders und vielleicht sogar entspannter herangehen. Entspannter? Ja, entspannter. Denn du weißt nun, dass zu viel Gedankenchaos dir keinen Vorteil bringt, denn egal, wie schön du dir selbst alles ausmalst, der Geburtsverlauf liegt nicht allein in deiner Hand. Also egal, worum es geht: Geburtsbeginn, Geburtsverlauf, die Geburt an sich oder whatever: **Den Großteil entscheidet dein Baby.**

EINE GEBURT IST TEAMARBEIT

Denn eine Geburt ist Teamarbeit. Du und dein Baby. (Und dein Partner, die Hebamme, die Ärzte.) Und in einem Team muss man kompromissbereit sein. Vielleicht wünschst du dir eine vaginale Geburt. Im Geburtsverlauf ist dein Baby aber zu gestresst – eine Geburt ist nicht nur für dich körperlich und mental anstrengend, sondern auch für dein Baby – oder rutscht nicht optimal in dein Becken hinein – dies kann zum Beispiel anatomische Gründe haben, weshalb es am Ende auf einen Kaiserschnitt hinausläuft.
Viele Frauen sind nach solchen Geburten emotional komplett am Ende, äußern das Gefühl, versagt zu haben, und sind enttäuscht von sich selbst. Dabei ist hier ganz klar und eindeutig das Baby der Grund, weshalb man sich am Ende für den Weg in den OP entschieden hat. Und wenn dem so ist, hättest du vorab auch einfach keinerlei Möglichkeit gehabt, diesen Verlauf zu verhindern, zu beeinflussen oder gar abzuwenden.

KEINER IST SCHULD!

An dieser Stelle ist es mir ungeheuer wichtig, zu betonen, dass man im Zusammenhang mit dem Geburtsverlauf niemals von **Schuld** sprechen sollte. Niemand hat Schuld an bestimmten Geburtsverläufen, keiner macht etwas mit böser Absicht, oder whatever. Auch aufseiten des Babys wird es für alles, was passiert, gute Gründe geben. Leider ist die Geburtshilfe jedoch teilweise so undurchschaubar, dass man nicht immer herausfinden kann, wieso, weshalb und warum dieses oder jenes genau passiert ist. Es ist jedoch wichtig zu wissen, dass am Ende alles einen Grund hat. Sollte dein Kopfkino dennoch einfach weiterlaufen und dein Gedankenkarussell sich weiterdrehen, so empfehle ich, noch einmal das Gespräch mit dem bei der Geburt anwesenden Personal zu suchen. Das kann die Hebamme sein, der Arzt ... völlig egal, Hauptsache, du kannst den Verlauf der Geburt noch einmal besprechen und deine Fragezeichen loswerden.

Dabei spielt es keine Rolle, ob die Geburt völlig normal lief, Komplikationen aufgetreten sind oder es zu einem ungeplanten Kaiserschnitt kam. Du hast in jedem Fall und zu jeder Zeit das Recht auf einen Gesprächstermin mit dem Fachpersonal. Dafür kannst du einfach in der Klinik anrufen, in der du dein Kind zur Welt gebracht hast. In der Regel läuft diese Anfrage direkt über den Kreißsaal. Man wird dir einen Termin anbieten, bei dem mit dem Arzt und/oder der Hebamme gemeinsam noch einmal deine Geburt besprochen wird. Du kannst offene Fragen stellen, dir bei Bedarf noch einmal erklären lassen, warum welche Entscheidung getroffen wurde, und so dafür sorgen, dass du auf all deine offenen Fragen Antworten bekommst.

Gleichzeitig kannst du dir auch den Geburtsbericht zukommen lassen – das ist meist aber nicht empfehlenswert, da die Dokumentation zum Großteil nur aus Fachbegriffen besteht, die man als

Laie nicht versteht. All diese Dinge zu googeln führt meist eher zu noch mehr Fragezeichen, als dass es dir irgendwie helfen könnte. Insofern würde ich immer das offene Gespräch mit dem Personal suchen, das bei der Geburt dabei war.

WUNSCHGEBURT

Du möchtest unheimlich gern in der Badewanne entbinden. Oder unbedingt auf dem Gebärhocker. Im Geburtsverlauf wird aber deutlich, dass weder die Geburtswanne noch der Gebärhocker für dich die optimale Geburtsposition sind. Solche Situationen sind gar nicht mal so selten. Und auch hier ist es für die betroffenen Frauen oft schwer zu verstehen und im Nachgang ein big topic, wenn es um die Geburt geht.

EINE GEBURT OHNE INTERVENTIONEN

Du möchtest eigentlich keine PDA. Dein Baby ist jedoch im Verlauf phasenweise deutlich gestresst, dies erkennt man meist an der Herzaktivität des Babys, sodass das Fachpersonal dir eine PDA ans Herz legt, um etwas Entspannung in die Situation zu bringen.

Eine PDA kann nämlich nicht nur zur Schmerzlinderung eingesetzt werden, sondern auch, um durch die daraus resultierende allgemeine Entspannung für eine Entspannung beim Baby zu sorgen. Das Stresslevel wird gesenkt und die Herzaktivität deines Babys kann sich wieder normalisieren. Da die meisten Frauen, die absolut keine PDA wollen, eine Geburt mit PDA gleichsetzen mit »Ich habe versagt«, »Ich habe mein Baby nicht ohne PDA zur Welt bringen können«, ist es extrem wichtig zu wissen, dass eine PDA eben auch dem Baby zuliebe empfohlen werden kann.

Ich könnte noch zig weitere Beispiele aufführen, in denen deutlich wird, dass man unter der Geburt selbst kaum noch Entscheidungsträger ist. Und das liegt nicht daran, dass einem irgendwer etwas

Böses will oder einem gar seine Wünsche verweigert – im Gegenteil, es liegt meist daran, dass man einfach das Beste für Mama und Kind möchte. **Meinen Frauen** sage ich vorab immer: **Du kannst vielleicht nicht alles kontrollieren, was passieren wird, aber du kannst kontrollieren, wie du damit umgehst.**

Also hab keine Angst vor dem, was kommt, denn du kannst das, du schaffst das und du wirst stärker aus dieser Geburt herausgehen, als du jemals für möglich gehalten hast. Respekt zu haben vor der Geburt, einer Situation, die man bis dato noch nie erlebt hat und von der man so richtig auch einfach nichts weiß, ist definitiv eine völlig normale Herangehensweise.

REMINDER

» **Vertraue dir** und den Fähigkeiten deines Körpers: Wir Frauen sind zum Kinderkriegen gemacht. Und du schaffst das auch!

» **Vertraue deinem Baby**, und vergiss nicht, dass ihr beide ein Team seid!

» **Vertraue dem Fachpersonal**, deiner Hebamme, den Ärzten: Sei dir sicher, dass sie nur das Beste für dich und dein Baby wollen.

» Versuche, deine Angst vor dieser unbekannten Situation in Respekt zu verwandeln. **Du kannst nicht alles kontrollieren**, aber du kannst kontrollieren, wie du damit umgehst.

WUNSCH UND REALITÄT

Es ist wirklich superwichtig zu verstehen, dass gewisse Entscheidungen, die Hebammen und Ärzte unter der Geburt treffen, nichts damit zu tun haben, dass sie dich übergehen oder gar deine Wünsche und Vorstellungen bewusst ignorieren – im Gegenteil –, das medizinische Personal entscheidet immer für dich und das Baby! Das gilt auch, wenn es vielleicht bedeutet, dass sie eine Entscheidung gegen deinen Wunsch treffen (müssen).
Solltest du die Entscheidung nicht nachvollziehen können, dann frag – sofern es dir in der Situation möglich ist – unbedingt nach den Gründen. Wenn du beispielsweise eine bestimmte Position einnehmen sollst und das gerade nicht möchtest oder nicht verstehst, warum du dieses oder jenes genau jetzt machen sollst, dann frag die Hebamme einfach noch einmal oder bitte deinen Partner, noch einmal für dich nachzufragen. Im besten Fall sollten dir natürlich alle notwendigen medizinischen Maßnahmen vorab erklärt und nachvollziehbar begründet werden, aber manchmal geht es leider unter. Für dich sollte dies jedoch kein Grund sein, nicht noch mal gezielt nachzufragen.

ANWEISUNGEN DER HEBAMME

Du möchtest während der Geburt unbedingt auf der rechten Seite liegen, weil es für dich einfach die bequemste Position ist. Die Hebamme empfiehlt dir aber, ein wenig herumzulaufen, damit die Schwerkraft deinem Baby dabei hilft, die Geburt voranzubringen. Solche Entscheidungen treffen wir Hebammen nicht, um dich zu ärgern. Und das hat auch nichts damit zu tun, dass du nicht selbstbestimmt den Geburtsverlauf durchleben darfst, aber es gibt eben Situationen, die erfordern besondere Maßnahmen, und dann solltest du immer im Hinterkopf behalten, dass man hier für dich und dein Baby entscheidet und nicht gegen euch.

INTRAVENÖSER ZUGANG: JA ODER NEIN?

Du möchtest absolut keinen intravenösen Zugang haben. Die Hebamme oder der Arzt empfehlen dir aber, einen Zugang legen zu lassen, da es für den Geburtsverlauf wichtig ist. (Weil du unter Umständen im Verlauf der Geburt ein Medikament benötigst oder weil du vielleicht auch einfach keine besonders tollen Venen hast und es in einer Notfallsituation extrem schwierig wäre, dir mal eben flott noch einen Zugang zu legen.)

Hierfür kann es wirklich viele verschiedene Gründe geben. Und auch wenn die Mehrheit absolut gegen einen Zugang ist, kann es unter Umständen von Vorteil sein, wenn ein Zugang einfach liegt, bevor er notfallmäßig gelegt werden muss. »So natürlich wie möglich« ist immer eine schöne Vorstellung, aber eine Geburt ist eine Geburt und ein Zugang ist auch keine Intervention, die es absolut zu verhindern gilt. Was du an dieser Stelle aber selbstbestimmt (mit)entscheiden kannst, ist beispielsweise die Stelle, an die der Zugang gelegt werden soll. Ob in der Ellenbeuge oder lieber am Unterarm oder auf gar keinen Fall auf dem Handrücken. Sprich offen an, was du dir wünschst. Es sollte in der Regel kein Problem sein, dir diesen Wunsch zu erfüllen.

WARUM DU KEINEN GEBURTSPLAN BRAUCHST UND IN DER GEBURTSHILFE NICHTS PLANBAR IST

Es ist immer gut zu wissen, was man möchte und was eben nicht. Sobald man schwanger ist, gibt es kaum einen Tag, den man sich mehr herbeisehnt als den Tag, an dem das eigene Kind das Licht der Welt erblicken wird. Die einen, weil sie sich darauf freuen, die anderen, weil sie einfach nur das Ende ihrer Schwangerschaft herbeisehnen. Wie oft denkt man in den kommenden neun Monaten darüber nach, wie es wohl sein wird, und malt sich diesen einen Moment vor seinem inneren Auge aus. Man hört sich – oft ungefragt und ungewollt – Geschichten von Freunden und Bekannten an, liest vielleicht im Internet und überlegt sich gut, was man für sich selbst möchte oder eben auch nicht möchte. Nicht selten entstehen auf diesem Wege **Geburtspläne**, die die Frauen mit in den Kreißsaal bringen.

Ein möglicher Geburtsplan sieht wie folgt aus:

» Ich möchte **keinen** intravenösen Zugang bekommen.

» Ich möchte **keinen** Dammschnitt bekommen.

» Ich möchte **keine** PDA.

» Ich möchte unbedingt in der Badewanne entbinden.

Es ist immer gut zu wissen, was man möchte und was eben nicht. Aber noch viel wichtiger ist es zu wissen, dass eine Geburt nicht planbar ist. Ein **Geburtsplan** bringt am Ende oft nichts mehr als **Enttäuschung** mit sich. Vor allem dann, wenn er hauptsächlich aus Punkten besteht, die mit »Ich möchte **nicht** …« beginnen. Warum? Ein Geburtsplan impliziert: so und nicht anders.

Aber manchmal geht es eben nicht anders unter der Geburt. Manchmal hat man keine Wahl, und manchmal sind gewisse Pläne einfach nicht umsetzbar. Ich empfehle daher immer, wenn man es möchte, einen **Wunschzettel** zu schreiben. Sich mit den Vorstellungen und Wünschen für den Ablauf der Geburt auseinanderzusetzen, ist natürlich kein Muss, aber für viele wirklich hilfreich. Und auch wenn eine Geburt kein Wunschkonzert ist – zumindest keins, bei dem man selbst noch die erste Geige spielt, denn die spielt ab sofort dein Baby –, darf man dennoch natürlich gewisse Vorstellungen haben und verfolgen und diese auch gern schriftlich festhalten. Ein möglicher Wunschzettel könnte also sehr ähnlich aussehen wie ein Geburtsplan, aber einfach mit einem offeneren Hintergedanken:

- Einen intravenösen Zugang möchte ich nur haben, wenn er für den weiteren Verlauf der Geburt notwendig ist.
- Einen Dammschnitt möchte ich nur im äußersten Notfall und mit vorheriger Ankündigung.
- Solange es möglich ist, möchte ich keine PDA haben.
- Wenn es der Geburtsverlauf zulässt, würde ich gern in der Badewanne entbinden.

An dieser Stelle möchte und muss ich unbedingt erwähnen, dass auch ohne Geburtsplan oder Wunschzettel all diese Dinge in der Regel immer berücksichtigt werden. Keine Hebamme macht unnötigerweise einen Dammschnitt und niemand verweigert den Wunsch, in einer Geburtswanne zu entbinden, wenn nichts dagegenspricht. Das Wichtigste ist wirklich, dass man seine Wünsche einfach äußert. Wir Hebammen versuchen unermüdlich, hilfreiche Tipps und Empfehlungen zu geben, Vorschläge zu machen und den Frauen offen und ehrlich zu erklären, was möglich und umsetzbar ist und was leider nicht. Dennoch können wir nicht hellsehen und daher ist es wirklich für alle Beteiligten immer von Vorteil, wenn auch ihr oder euer Partner / eure Begleitperson sich mit einbringen und Dinge einfach ansprechen. Gerade

den Partner / die Begleitperson sollte man, wenn man einen solchen Wunschzettel dabeihat, vorab gebrieft haben, damit er für den Fall, dass du selbst einfach nicht mehr daran denkst oder all diese Wünsche benennen kannst, für dich einspringen kann. Oft erzählen mir Frauen, dass im Kreißsaal dies oder jenes **einfach** gemacht wurde. Solche Erlebnisse werden dann schnell in die Schublade **Gewalt in der Geburtshilfe** geschoben, was natürlich so ziemlich die unschönste Schublade ist, die es gibt.
Niemand sollte etwas »einfach machen«, und ich bin mir sicher, dass dies auch zum Glück die absolute Ausnahme darstellt. Sollte es jedoch mal vorkommen, solltet ihr das natürlich nicht schweigend hinnehmen. Wenn man beim Hausarzt ist und dieser Blut abnehmen möchte, dann fragt man doch auch, wofür, und lässt sich nicht einfach Blut abnehmen, oder?! Wieso sollte es in einer Schwangerschaft oder unter der Geburt anders sein?

REMINDER

Bitte denk nicht, dass du im Kreißsaal nichts mehr zu sagen hast. Ganz im Gegenteil. Der Kreißsaal ist dein Ort. Der Ort, an dem ihr euer Baby zur Welt bringen werdet. Wir Hebammen und Ärzte sind nur zur seelischen und medizinischen Unterstützung da. Wir sind da, um zu helfen, aber wir sind nicht da, um für euch zu sprechen. Ihr müsst sagen, was ihr möchtet. Ihr müsst sagen, was ihr euch vorstellt und wünscht. Und dann können wir gemeinsam mit euch schauen, welcher Weg gangbar ist.

EINE GEBURT MIT PDA IST IMMER NOCH EINE GEBURT

In der Geburtshilfe gibt es viele Dinge, die durch Laien falsch dargestellt werden. Das Thema **PDA** (Periduralanästhesie, gängiges Verfahren zur Schmerztherapie in der Geburtshilfe) ist zum Beispiel eines davon.

GOOD TO KNOW

Eine PDA ist ein gängiges Verfahren zur Schmerztherapie in der Geburtshilfe. Es wird in der Regel durch einen Anästhesisten (in manchen Kliniken legen auch die Gynäkologen selbst eine PDA) durchgeführt. Wundere dich also nicht, wenn es in deinem Kreißsaal plötzlich voll wird und neue Gesichter erscheinen. Manchmal ist darüber hinaus auch noch eine Anästhesieschwester dabei, wenn nicht die Hebamme, die sowieso die gesamte Zeit über anwesend und bei dir ist, parallel die Assistenz des Anästhesisten übernimmt. Das Legen der PDA nimmt etwa 15 bis 30 Minuten in Anspruch. Dafür solltest du auf der Bettkante sitzen und den unteren Teil deines Rückens (das heißt den Lendenwirbelbereich) nach hinten rausstrecken. Wenn du deinen Bauchnabel nach innen Richtung Wirbelsäule ziehst, kann dir das dabei helfen, in die richtige Position hineinzufinden. Mit Babybauch ist das natürlich alles andere als einfach, aber vielleicht hilft es dir trotzdem.

Zuerst wird die Stelle an deinem unteren Rücken, dort wo die PDA gelegt wird, gründlich desinfiziert und mit einer Lokalanästhesie betäubt. Das kannst du dir vorstellen wie die Betäubung beim Zahnarzt, nur eben an einer anderen

Stelle. Danach wird eine längere Hohlnadel eingeführt, über die man einen kleinen Katheter (das ist ein sehr dünner Schlauch) bis in den sogenannten Periduralraum einführt. Die Hohlnadel wird, sobald der Katheter richtig liegt, wieder entfernt und der Katheter mit Pflastern fixiert. Über diesen Katheter kann dir dann das nötige Medikament gegeben werden, das für eine schnelle Schmerzlinderung sorgt. In der Regel dauert es 15 Minuten, bis du einen ersten Unterschied merkst, und nach 30 Minuten ist dann eine deutliche Schmerzlinderung wahrzunehmen.

Jahrelange Erzählungen und diverse Horrorgeschichten, die man über 90 Ecken mal gehört hat, halten sich hartnäckig und werden immer weitergetragen. Was davon am Ende wirklich stimmt, hinterfragt jedoch kaum jemand. Und dann gibt es tatsächlich in der Welt der sozialen Medien bekannte Influencer, welche ihre Geburtsberichte (auch so eine Sache, die niemand lesen muss – denn zu 90 Prozent sind es nur subjektive Berichte, in denen grundsätzlich nur all die weniger guten Dinge hervorgehoben werden) als »Geburt ohne PDA« betiteln. **Als wäre eine Geburt mit PDA keine Geburt mehr.** Oder eine **weniger gute** Geburt.

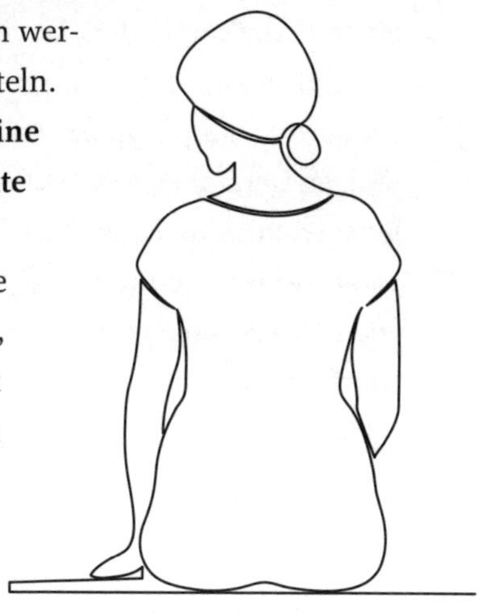

Wenn mir Frauen erzählen, dass sie eine PDA unter der Geburt hatten, dann erzählen sie das meistens mit einem zweifelnden oder fragenden Unterton. Als müssten sie sich dafür schämen und würden diese Tatsache am liebsten verschweigen. Was ganz viele Frauen aber nicht wissen, ist, dass eine PDA kein Zeichen von Schwäche ist. Wieso sollte ich keine PDA in Anspruch nehmen, wenn es sie doch gibt? Wenn man Kopfschmerzen hat, nimmt man doch auch eine Schmerztablette in der Hoffnung, dass sie für Linderung sorgt.

SCHMERZLINDERUNG UND ENTSPANNUNG

Eine PDA ist aber nicht nur zur Schmerzlinderung da, sondern bietet grundsätzlich auch eine gute Möglichkeit der allgemeinen Entspannung. Zum Beispiel wenn man seit Stunden Wehen hat und einfach körperlich (oder auch mental) erschöpft ist. Oder wenn die Geburt sich vielleicht schon über die halbe Nacht hinzieht und man auch in den Nächten zuvor kaum oder gar nicht geschlafen hat. Dann schenkt eine PDA die Möglichkeit, sich ein paar Minuten oder sogar Stunden auszuruhen, bevor die Geburt weiter vorwärtsgeht.

Alternativ kann eine PDA ebenfalls eine gute Option sein, um ganz allgemein etwas Entspannung in den Geburtsverlauf zu bringen. Dass die ungeborenen Babys unter der Geburt ebenfalls einen Marathon laufen, ist von der Natur so vorgesehen und absolut physiologisch – manche Babys sind aber nach einiger Zeit genauso erschöpft wie die werdende Mama und reagieren mit auffälligen Herztönen auf die Anstrengung. In diesem Fall kann zum Beispiel mithilfe einer PDA für eine maximale Entspannung gesorgt werden, wodurch auch das Baby sich von den Anstrengungen wieder erholen kann und neue Energie und Kraft für den Endspurt schöpft.

So war es bei mir

Irgendwann im Verlauf der Geburt waren wir an dem Punkt angekommen, an dem ich ganz genau wusste: PDA oder Kaiserschnitt. Woher ich diese Gewissheit nahm? Weil die Geburt einfach nicht weiterging. Es tat sich nichts. Wehe für Wehe vergingen die Minuten und Stunden, ohne auch nur einen einzigen Fortschritt im Geburtsverlauf. Der Muttermund ging nicht weiter auf, aber unsere Tochter, die ja noch in meinem Bauch war, reagierte zunehmend unentspannter auf die Belastung. Mir war klar, dass eine PDA uns in dieser Situation helfen könnte.

Mein Muttermund war zu diesem Zeitpunkt gerade einmal zwei Zentimeter geöffnet. Eigentlich war es für eine PDA noch viel zu früh – mein Hebammenkopf wusste das genau. Aber genauso gut wusste ich, dass wir im Grunde keine andere Wahl hatten. Ich äußerte der Hebamme gegenüber, dass sie doch bitte die Anästhesie rufen solle – sie sprach kurz mit dem zuständigen Arzt und keine 30 Minuten später hatte ich meine PDA liegen.

Weil ich innerlich hoffte, dass unser Plan aufgehen würde und die maximale Entspannung für einen deutlichen Geburtsfortschritt sorgen würde, atmete ich erst einmal tief durch. Neun Stunden Wehen bis hier hin hatten natürlich ihre Spuren hinterlassen und es tat einfach nur gut, für einen Moment mal Ruhe reinzubringen. Eine Stunde später war mein Muttermund bei vier Zentimetern – »Yes!«, dachte ich, » Es hat funktioniert und die Geburt geht weiter.«

Ziemlich schnell spürte ich allerdings jede Wehe wieder wie vor dem Legen der PDA. Keine Schmerzlinderung. Keine Pause. Keine Ruhe. Ich wusste, dass es das gibt. Dass die PDA vielleicht nicht ganz optimal liegt, dass eine Körperseite auch mal weniger Schmerzlinderung erhält als die andere. Ich wusste, dass wir eventuell noch einmal den Anästhesisten hinzuziehen mussten, um schauen zu lassen, weshalb ich die Wehen wieder genauso wahrnahm wie vor dem Legen der PDA. Ich wusste aber auch, dass es manchmal einfach ein wenig braucht, bis die volle Wirkung wirklich da ist. Und ich wusste, es geht weiter, also war mir jede Wehe lieb, egal, wie schmerzhaft sie war, solange sie uns näher ans Ziel brachte. Am Ende dauerte es keine weiteren drei Stunden und ich hatte unsere Tochter im Arm liegen. Und bis heute weiß ich nicht, wie es ausgegangen wäre, wenn ich keine PDA bekommen hätte. Und genau deshalb bin ich bis heute dankbar, dass es diese Möglichkeit gibt.

REMINDER

- » Eine PDA ist absolut kein Zeichen von Schwäche.
- » Eine Geburt mit PDA ist immer noch eine Geburt.
- » Wenn ich Kopfschmerzen habe, nehme ich auch ein Schmerzmittel.
- » Eine Geburt ist kein »Wer macht es besser …«-Kampf – wenn du während der Geburt eine PDA in Anspruch nimmst, deine beste Freundin jedoch nicht, dann hat keiner von euch besser oder schlechter performt.
- » Eine Geburt ist kein Wettbewerb.

WARUM DIE GEBURT DEINER NACHBARIN KEINE 72 STUNDEN GEDAUERT HAT

Eine Geburt ist eine extreme Ausnahmesituation. Und extreme Ausnahmesituationen sind grundsätzlich besser zu bewältigen, wenn das eigene Mindset, die eigenen Gedanken, positiv gestimmt ist. Dass eine Geburt in der Regel mehrere Stunden dauert, ist kein Geheimnis. Was aber für viele ein Geheimnis ist, ist die Wahrheit über die Dauer einer Geburt. Da hört man von der besten Freundin zum Beispiel, dass sie 72 Stunden Wehen hatte, bis das Baby dann endlich auf der Welt war. Puh, 72 Stunden Geburt? Wow, das ist lang.

WIE DIE RICHTIGE EINSTELLUNG HILFT, POSITIV DURCH DIE GEBURT ZU KOMMEN

Verdammt lange. Der Zeitraum, der letztendlich als Geburt bezeichnet wird, hängt aber immer davon ab, aus welcher Perspektive man ihn betrachtet. Man kann den Prozess der Geburt als **das große Ganze** betrachten, sprich, wirklich ab der allerersten, vielleicht noch so kleinen Wehe, die den Körper einfach auf das vorbereitet, was in den nächsten Tagen auf ihn zukommt. Oder man kann die Geburt medizinisch betrachten und da sprechen wir offiziell von einem Geburtsvorgang, wenn der Muttermund durch regelmäßige Wehentätigkeit bereits ungefähr vier Zentimeter geöffnet ist oder man beispielsweise bereits einen Blasensprung in Verbindung mit einer regelmäßigen Wehentätigkeit hat, die eine Veränderung am Muttermund mit sich bringt. Der Weg bis zu diesen vier Zentimetern ist aber teilweise lang. Oft länger als alles, was danach noch kommt.

Wenn also jemand erzählt, er hätte 72 Stunden Wehen gehabt, dann mag das vielleicht stimmen, klingt aber einfach nur gruselig und so, als könnte man das selbst niemals bewältigen. Aber abgesehen davon, dass du das ganz sicher kannst, ist der richtige Blickwinkel am Ende entscheidend. Denn man kann es negativ sehen und wirklich ab der ersten Sekunde und der allerersten Wehe mitzählen. Man kann jede Wehe als doof empfinden, vor allem dann, wenn es sich eben über einen so langen Zeitraum zieht. Oder aber man versucht es positiv zu sehen: Endlich geht es los. Die Geburt, auf die man so lange gewartet hat. Und gleichzeitig muss man sich einfach bewusst machen, dass Geburt ein langer Prozess ist. Da kann man auch schon mal zwei Tage lang immer wieder solche Wehen verspüren, die sich anfangs erst einmal anfühlen, als würde man seine Periode bekommen oder als hätte man einfach ein wenig Rückenschmerzen, dass man denkt, man müsste noch am selben Abend in den Kreißsaal fahren. Und dann verschwinden sie doch wieder und man hat drei Tage Ruhe, bevor es dann tatsächlich richtig los geht. Und natürlich ist das anstrengend, körperlich aufgrund der Wehen – keine Frage –, aber auch emotional, weil man natürlich jedes Mal denkt, dass es jetzt wirklich so weit ist, dass das Baby sich auf den Weg macht und man vielleicht in wenigen Stunden Mama wird. Wenn dann jedes Mal die Wehentätigkeit wieder nachlässt und die Situation sich beruhigt, können die Nerven auch einfach schon mal blank liegen.

Solltest du aber immer wieder in deinem Umfeld hören, wie lange die Geburten anderer Personen gedauert haben, so solltest du hier sehr bedacht filtern und gut überlegen, was du mit diesen Informationen machst. Am besten nämlich gar nichts. Denn ich kann es nicht oft genug betonen, dass jede Geburt einfach superindividuell und anders ist. Und auch wenn deine beste Freundin vielleicht schon drei Mal in den Kreißsaal gefahren ist, weil sie dachte, die Geburt würde losgehen, und letztendlich war es jedes Mal ein Fehlalarm, kann deine Geburt genauso mit einem Mal mit Wehen starten, die definitiv und ohne Frage Geburtswehen sind und entsprechend auch nicht mehr verschwinden werden.

REMINDER

Solltest du dir nicht sicher sein, ob die schmerzhaften Kontraktionen, die du spürst, bereits Geburtswehen sind, und deshalb einfach nicht wissen, ob du nun in die Klinik fahren sollst oder nicht, ist es absolut nicht schlimm, wenn du hinfährst und man dich quasi mit einem Fehlalarm wieder nach Hause schickt. Gerade wenn du dein erstes Kind bekommst und einfach null Komma null Plan davon hast, woran man merkt, wenn es losgeht, wie sich richtige Wehen anfühlen und, und, und ..., dann ist es absolut legitim, dass du schon mal vorschnell denkst, dass das jetzt der Geburtsbeginn ist. Und am Ende dauert es manchmal doch noch eine Woche, bis es tatsächlich losgeht. Wir erleben es wirklich nicht selten im Kreißsaal, dass Frauen mit dem Verdacht auf einen Geburtsbeginn kommen und wir sie dann doch noch einmal nach Hause schicken, weil das Geschehen sich wieder beruhigt hat und die Geburt noch nicht richtig begonnen hat. Dafür braucht sich niemand zu schämen. Es ist wirklich total normal und absolut keine Seltenheit.

So war es bei mir

Die Geburt unserer Tochter musste im Krankenhaus medikamentös eingeleitet werden – mehr dazu liest du ab Seite 106. Ich hatte also relativ schnell Wehen, die auch deutlich spürbar bis unangenehm waren, jedoch noch nichts am Muttermund verändert haben. Regelmäßige Wehen, die wirklich sehr deutlich Richtung Geburt gingen, hatte ich ungefähr abends ab 19 Uhr. Schließlich ist gegen 23:30 Uhr meine Fruchtblase gesprungen und knapp sechs Stunden später hatte ich unser Baby im Arm.

Wenn ich ab der ersten Wehe rechnen würde, hätte unsere Geburt final über 36 Stunden gedauert. Rechne ich aber ab dem Zeitpunkt, an dem die Wehen wirklich regelmäßig (alle zwei Minuten) kamen und nach Geburt aussahen, dann hat die Geburt unserer Tochter knapp zehn Stunden gedauert. Und wenn ich es sogar noch anders betrachte und erst ab dem Blasensprung rechne – denn erst ab dem Zeitpunkt hatte ich wirklich sehr, sehr regelmäßige und sehr spürbare Wehen – sprich, ich konnte dabei weder herumlaufen noch sprechen – dann hat die Geburt sogar nur knapp sechs Stunden gedauert.

ES KOMMT AUF DIE PERSPEKTIVE AN

Es wird also wieder einmal deutlich, welch großen Einfluss die Perspektive auf eine Situation hat. Aus welchem Blickwinkel heraus betrachtet man das Ganze nun? Denn am Ende macht es einen großen Unterschied, ob dein Kopf denkt, die Geburt, die vielleicht sowieso schon so ganz anders lief, als man es sich vorab vielleicht ausgemalt hat, hat 36 Stunden gedauert. Oder aber ob man sich vor Augen führt, dass die Geburt eigentlich ja nur sechs oder zehn Stunden gedauert hat. Und das sollte man auch immer im Hinterkopf behalten, wenn man sich die Geschichten anderer anhört. Jeder erzählt die Geschichte so, wie er sie empfunden und erlebt hat. Fragt man beispielsweise die Frau und die bei der Geburt anwesenden Begleitperson, so wird man safe zwei unterschiedliche Geschichten hören – denn jeder nimmt ein und dieselbe Situation ganz unterschiedlich wahr.

Natürlich gibt es hier am Ende auch kein direktes Richtig oder Falsch, aber es gibt einfach in vielen Situationen immer zwei Optionen: Ist mein Glas halb voll oder ist mein Glas halb leer? Und am Ende kann es auf emotionaler Ebene eine große Rolle spielen, ob man die Dauer seiner Geburt als halb volles Glas oder halb leeres Glas betrachtet.

VIELE WEGE FÜHREN ZUM ZIEL

Im Leben läuft selten etwas nach Plan und über die Jahre wechselt man sicherlich immer mal wieder seine Route, geht neue Wege oder nimmt eine andere Abzweigung. Mit dem Verlauf einer Geburt ist das ähnlich, denn während man sich anfangs vielleicht für einen Weg entschieden hat (beispielsweise die vaginale Geburt), kann sich dieser in den nächsten Stunden der Geburt als Sackgasse entpuppen. Und während man im Leben meist mehrere Tage oder sogar Monate Zeit hat, um sich auf neue Wege einzustellen und sich eben in Ruhe zu überlegen, welche Richtung man an der nächsten Kreuzung wählen möchte, hat man unter der Geburt im Kreißsaal meist nur wenige Minuten Zeit, um sich neu zu orientieren. Dass man maximal flexibel bleibt und auf alle möglichen Eventualitäten vorbereitet ist, ist meist wichtiger, als in einem Geburtsvorbereitungskurs gezeigt zu bekommen, wie man unter der Geburt am besten atmet. Sollte deine Geburt also eine deutliche Routenveränderung mit sich bringen gegenüber dem Weg, welchen du dir vorab vielleicht vorgestellt hast, sollte das dem Ziel erst einmal keinen Abbruch tun.

WENN DIE GEBURT ANDERS VERLÄUFT ALS GEDACHT

Du weißt doch: **Viele Wege führen nach Rom.** Und niemand sagt, dass ein anderer Weg als der, den du ursprünglich gedanklich für euch als Geburt vorgesehen hattest, weniger schön ist. Seinen Blickwinkel auf das Erlebte neu auszurichten und gleichzeitig den Fokus auf die positiven Dinge zu legen, macht einen sehr großen Unterschied. Denn im Nachhinein ist nicht die Tatsache, dass die Geburt letztendlich anders verlief, das, was dich innerlich aufzufressen scheint, sondern die Tatsache, dass gedanklich ein anderer Weg für dich gar nicht infrage kam.

Aber egal, was du dir ausgemalt hast, egal, wie sehr du dir eine spontane, vielleicht möglichst natürliche Geburt wünschst – auf dem Hocker, in der Badewanne oder einfach in Seitenlage. Egal, was du dir vorab ausgemalt hast, du musst dir einfach klar sein, dass all diese Dinge über Bord geworfen werden können und der Weg ein ganz anderer sein kann. Und das hat auch nichts mit deiner Schwangerschaft zu tun. Nur weil deine Schwangerschaft augenscheinlich easy peasy verlief, heißt das nicht, dass auch die Geburt ein Spaziergang wird. Und nur weil deine Schwangerschaft vielleicht eine Risikoschwangerschaft ist, heißt das nicht, dass deine Geburt besonders schwer verlaufen wird.

Und noch viel wichtiger: egal, wie die Geburt verlaufen wird, und egal, welche Abzweigung du vielleicht nehmen musst: Niemand ist schuld daran. Diesen Gedanken haben neun von zehn Frauen, die eine andere Geburt erleben, als die sie sich ursprünglich ausgemalt

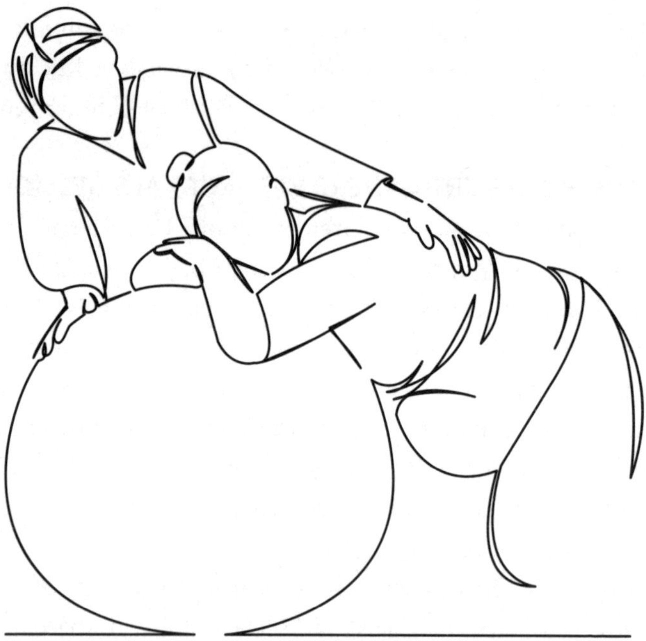

haben, und genau deshalb betone ich das hier gern doppelt und dreifach: **Du bist nicht schuld!** Und es ist wirklich wichtig, dass du das einfach zu jeder Zeit in deinem Hinterkopf behältst, denn spätestens, wenn nach der Geburt noch die Hormone Achterbahn fahren, ist es schwer, diese Schuldgefühle gar nicht erst aufkommen zu lassen.

Eine Geburt ist nicht selten vollkommen unberechenbar. Man weiß viel darüber, man kann sich gut vorbereiten und dennoch kann es am Ende komplett anders kommen. **Das muss man einfach wissen.** Und ich erzähle das nicht, um deine Traumvorstellungen zu zerstören, sondern um zu verhindern, dass du – falls es eben anders läuft – hinterher ohne Vorwarnung in ein emotionales Loch fällst. Dass ich dir das hier erzähle, wird dich nicht davor bewahren, dass du dir hinterher vielleicht Gedanken machst und mit dir und der Situation am Struggeln bist, aber vielleicht wird es dir schon vorher einfach bewusst machen, dass so etwas vorkommen kann, und dir hinterher helfen, damit umzugehen.

Sehr vieles rund um das Thema Geburt ist heutzutage gut erforscht. Man weiß, in welchen Phasen sie abläuft, welche Abläufe der Körper durchspielen muss und welche Prozesse durch die Geburt in Gang gesetzt werden. Aber während es einen Weg einfach nur straight geradeaus gibt – das wäre wirklich die reine Lehrbuchgeburt –, gibt es eben auch zig Wege mit kleinen Abzweigungen. Wege, die plötzlich über Schlaglöcher führen oder bei denen man zwischenzeitlich einen Berg besteigen muss, von dem man aus der Ferne noch gar nichts sehen konnte. Wege, bei denen man auf halber Strecke vielleicht sogar merkt, dass sie in die falsche Richtung führen, sodass man wieder zurückgehen muss. All diese Abweichungen gibt es. Und es ist einfach enorm hilfreich, wenn man über die emotionale Flexibilität verfügt, auch andere Wege gehen zu können, solange sie nur zum Ziel führen.

ANDERE WEGE ZUM ZIEL

Es gibt Geburten, bei denen man den Geburtsverlauf **vaginal-operativ**, das heißt zum Beispiel mit einer sogenannten Saugglocke, unterstützen muss, damit das Baby sicher geboren wird. Und es gibt Geburten, die – oft aus unerklärlichen Gründen – letztendlich doch in einem **ungeplanten Kaiserschnitt** enden.

GOOD TO KNOW: SAUGGLOCKE

Eine Saugglocke ist ein geburtshilfliches Instrument zur Unterstützung vaginaler Geburten. Es gibt Saugglocken, die ein ganzes Gerät mit sich bringen. Dies kann erst einmal erschreckend wirken, da sie so groß sein können wie ein Handgepäckskoffer. Und es gibt sogenannte Kiwis. Diese Art Saugglocke ist ein einfaches Handgerät und heutzutage am häufigsten im Einsatz. Nach einer ausführlichen Aufklärung durch das Fachpersonal und nur mit deinem Einverständnis wird die »Glocke« – so nennt man den Teil, welcher vaginal eingeführt wird – am Kopf des Babys positioniert. Es erfolgt der langsame Aufbau eines Vakuums, dann wird kontrolliert, ob die Glocke in der gewünschten Position am Kopf des Babys sitzt. In mehreren wehensynchronen Zügen kann man deinem Baby damit auf die Welt helfen. Wichtig: Eine Saugglocke dient rein zur Unterstützung. Sie stellt keinen Ersatz für deine eigene Geburtsarbeit da. Dein aktiver Einsatz steht außer Frage und wird auch trotz des Nutzens einer Saugglocke einen wichtigen Part darstellen.

All diese Situationen gibt es und auch wenn sich natürlich jeder eine möglichst interventionsarme und natürliche Geburt wünscht, sollte man einfach im Hinterkopf haben, dass es auch andere Wege gibt, am Ende sein Baby im Arm zu halten. Und genau das sollte in jeder Phase der Geburt immer im Vordergrund stehen: **das Ziel, dein Baby im Arm zu halten.** Also auch wenn die Geburt vielleicht in einem Kaiserschnitt endet und man sich natürlich fragt, wofür man all die schmerzhaften Wehen vorab durchgestanden hat, wenn es jetzt »doch eh« nicht auf vaginalem Weg auf die Welt kommt. Jeder Schritt und jede Wehe waren enorm wichtig für die Geburt, für dein Kind und am Ende auch für dich. Und wenn man sich dazu entscheidet, am Ende eine Saugglocke zu nutzen, um deinem Baby auf die Welt zu helfen, dann bedeutet das **nicht**, dass du nicht in der Lage warst, dein Baby selbst zur Welt zu bringen. **Du** hast dein Baby zur Welt gebracht. Niemand anderes. Aber manchmal braucht es einfach ein wenig mehr Unterstützung, als man vorher vielleicht dachte oder überhaupt in Erwägung gezogen hat. Jede ungeplante Abweichung von einem einfachen Weg war am Ende einfach der Weg, der für dich und dein Baby vorbestimmt war, damit du es am Ende im Arm halten kannst.

JEDE GEBURT IST KRASS

An dieser Stelle möchte ich dringend eine Sache betonen: Eine Geburt zu differenzieren in natürliche Geburt und Kaiserschnitt ist ein sehr gefährliches Pflaster. Rein medizinisch gesehen ist es aber leider einfach so definiert. Solltest du also einen Kaiserschnitt bekommen, weil eine vaginale Geburt nicht möglich ist (wieso auch immer), dann solltest du auf keinen Fall deshalb das Gefühl haben, dass eure Geburt weniger **natürlich** war. Oder dass du nichts geleistet, vollbracht oder whatever hättest.

Ich weiß leider genau, wie viele Mütter da draußen ein Riesenthema daraus machen. Wie viele Mütter sich gegenseitig zerfleischen und batteln, wer am Ende die krassere Geburt hatte. Aber ich versichere dir eins: **Jede Geburt ist krass**. Jede Geburt hat auf ihre Art und Weise Vor- und Nachteile. Jede Geburt bringt Risiken mit sich und jede Geburt hat nur ein Ziel: **dass Mutter und Kind gesund aus der Nummer wieder herauskommen.** All die Frauen, die ungewollt am Ende im OP gelandet sind, haben hinterher meist größeren Struggle mit sich und der Situation als jede Frau da draußen, die ihr Kind vaginal zur Welt gebracht hat. Aber auch Frauen, die eine PDA hatten oder mit der Unterstützung einer Saugglocke ihr Kind zur Welt gebracht haben, fühlen sich hinterher oft emotional zerrissen, weil die Gesellschaft einem nicht selten das Gefühl vermittelt, dass diese Art der Geburt keine richtige und, wenn überhaupt, dann definitiv die schlechtere Geburt sei. **Und von diesen Gedanken müssen wir dringend wegkommen**! Ja, der Körper von uns Frauen ist in der Regel so zusammengebaut, dass wir Babys vaginal zur Welt bringen können, ohne dass man in den Prozess der Geburt in irgendeiner Form eingreifen muss. Aber oft liegt es gar nicht an uns Frauen, sondern schlichtweg am Baby, das am Ende andere Pläne hatte. Vielleicht war die Lage nicht optimal, vielleicht war die Nabelschnur zu kurz oder vielleicht war das Baby auch einfach zu gestresst. In vielen Fällen wird man die genauen Gründe gar nicht herausfinden, in anderen Fällen werden die Gründe hingegen eindeutig sein. Aber was auch immer es ist: **Du bist nicht schuld!** Und du bist auch keine schlechtere Mutter, weil die Geburt vielleicht nicht genau so verlaufen ist, wie du es dir für euch gewünscht hast.

So war es bei mir

Als Hebamme habe ich in den letzten 13 Jahren unzählige Geburten betreut. Entsprechend habe ich natürlich auch das meiste gesehen, miterlebt oder begleitet, was es in der Geburtshilfe so gibt. Mir war also bewusst, dass alles möglich ist. Alles passieren kann. Und genau deshalb war mein Kopfkino riesig. Denn ich hatte nie nur ein Szenario vor Augen, das, wie ich mir eine Geburt für uns vielleicht vorgestellt oder gewünscht hätte, sondern ich hatte alle Szenarien im Kopf, die ich selbst je miterlebt habe. Und ich habe so gut wie alle Szenarien mit meinem Mann geteilt, denn auch er sollte vorbereitet sein, wenn die Geburt anders verlaufen sollte, als man es sich vielleicht gedacht hatte.

Wenige Tage vor der Geburt hatte ich nur noch unser einziges Ziel vor Augen: unser Baby nach all der Zeit und unserem unerfüllten Kinderwunsch endlich gesund im Arm zu halten. Der Weg dahin war mir egal. Und am Ende war das die einzig richtige Einstellung. Denn wir haben einiges mitgenommen, was man so mitnehmen kann, und ich bin da emotional nur gut durchgekommen, weil ich positiv blieb und maximal fokussiert war. Weil ich komplett offen war für alles, was kommt, weil ich wusste, dass der Weg steinig werden könnte und man auch plötzlich vor einer riesigen Felswand stehen kann, die es erst mal zu erklimmen gilt.

REMINDER

Wenn du an deine Geburt denkst, dann versuche so offen wie möglich für jegliche Abweichungen zu sein. Nur so wirst du nachfolgende Enttäuschungen vermeiden können und trotz einer Routenänderung positiv auf die Geburt zurückblicken können.

WENN DAS BABY KOMMEN SOLL ...

DIE WAHRHEIT ÜBER GEBURTSEINLEITUNG

Geburtseinleitung – allein der Begriff sorgt bei vielen schon für Angst und Schrecken, denn nicht selten hört man von verschiedenen Seiten die gruseligsten Geschichten hierzu.

Aber fangen wir vorne an: In der Geburtshilfe gibt es viele verschiedene Gründe, weshalb man sich vielleicht dafür entscheidet, die Geburt mithilfe medizinischer Mittel (Medikamente) einzuleiten. Die Bandbreite ist groß:

» Der errechnete Geburtstermin wurde mehr als zehn Tage überschritten.
» Das Baby ist nicht mehr optimal versorgt.
» Es liegen bei der Mutter besondere physische oder psychische Umstände vor.
» Bei der Mutter wurden Schwangerschaftsdiabetes oder andere Erkrankungen diagnostiziert.

Eine Einleitung sollte grundsätzlich immer aus medizinischen Gründen erfolgen und nicht einfach ab der 37. Schwangerschaftswoche, just for fun, weil die Schwangere keinen Bock mehr hat oder sich ohne Babybauch einen besseren Schlaf erhofft. Sorry, aber diesen Zahn muss ich euch an dieser Stelle ziehen.

So war es bei mir

Es war vier Tage vor Weihnachten, als ich den ganzen Tag über ein superkomisches Bauchgefühl hatte. Unser Babygirl war eigentlich immer eine sehr aktive Bauchbewohnerin, machte sich regelmäßig bemerkbar und zeigte spätestens nach ein paar Weckversuchen, dass sie noch da ist. (Wo sollte sie auch hin sein?!) Aber an diesem Tag war es anders. Ja, sie turnte herum ... Ja, sie machte

sich bemerkbar, wenn ich sie geärgert habe, aber trotzdem hatte ich so ein komisches Gefühl.
Als ich nachmittags von einer Freundin nach Hause kam, erzählte ich meinem Mann davon, rief meine Gyn an und lag keine 30 Minuten später am CTG. Da ist er … der Herzschlag unserer Tochter … und was da plötzlich auch war: Wehen. Regelmäßig und deutlich spürbar.
In der 36. Schwangerschaftswoche ja erst einmal gar nicht untypisch. (Ungefähr um die 36. Schwangerschaftswoche herum spüren viele Frauen sogenannte Senkwehen – dein Baby rutscht dadurch ins Becken und begibt sich quasi in Startposition –, welche teilweise auch schon ziemlich unangenehm sein können.)
Aber mein Bauchgefühl und die Tatsache, dass sich bereits am Muttermund etwas getan hatte, brachten uns noch am selben Abend mit drohender Frühgeburt (Geburt vor der vollendeten 37. SSW) ins Krankenhaus. Ich blieb eine Nacht zur Beobachtung, wurde gründlich untersucht und bekam die Bestätigung, dass mein Bauchgefühl mich – mal wieder – nicht getäuscht hat. Die Versorgung unserer Tochter war nicht mehr optimal und auch wenn ich erst einmal nach Hause durfte, so musste ich ab diesem Tag alle zwei Tage zur Kontrolle.
Die letzten Wochen vor der Geburt waren also ein reiner Ärztemarathon und emotional eine wahnsinnige Herausforderung. Wusste mein Hebammenkopf doch genau, was das alles bedeuten könnte und wie schnell eine Versorgung, die nicht mehr optimal ist, auch mal umswitchen kann. Und dennoch vertraute ich auf mein Körpergefühl. Ich versuchte, ruhig zu bleiben, und schaute von Kontrolle zu Kontrolle.
Und dann kam der 14.01.2022. Es war ein Freitag. Eine Woche vor dem errechneten Termin, als ich gemeinsam mit meiner Gyn entschied, dass es jetzt an der Zeit war, die Schwangerschaft zu beenden. Puh, da stand ich also mitten in der Düsseldorfer Altstadt und hielt die Krankenhauseinweisung zur Geburtseinleitung in meiner Hand. Jetzt war es also wirklich so weit und wir würden vermutlich in wenigen Tagen

unsere Tochter in den Armen halten. Ich rief im Kreißsaal an, besprach alles Weitere, packte ein paar letzte Dinge in meine längst vorbereitete Tasche und hatte ein letztes Dinner Date zu Hause mit meinem Mann. Nur wir zwei und die Tatsache, dass wir beim nächsten Abendessen zu Hause bereits zu dritt sein würden.

Am nächsten Tag, meinem eigenen Geburtstag, sind wir zur Einleitung ins Krankenhaus gegangen. Nun war ich also angekommen auf der anderen Seite. Nicht als Hebamme, sondern als Schwangere. Nicht ich legte den Zugang, sondern man legte ihn mir. Nicht ich untersuchte die Frau, sondern ich wurde untersucht. Nicht ich klärte auf, sondern ich wurde aufgeklärt.

Die andere Seite zu erleben, war crazy, wusste ich doch genau, was es bedeutet, eingeleitet zu werden. Dass es manchmal Tage dauern kann, bis der Körper überhaupt irgendwie reagiert. Dass Einleitungswehen manchmal von 0 auf 100 kommen und dennoch keinen Geburtsfortschritt bringen. Und trotzdem wusste ich genau, dass dies die einzige Chance war, um es erst einmal auf natürlichem Wege zu versuchen … Ich war mir sicher, dass wir hier das Richtige taten.

Am Ende kam es so, wie ich es fast schon erwartet hatte: Mein Körper reagierte ziemlich schnell, machte außer schmerzhaften Wehen jedoch rein gar nichts. Dafür machte unser Babygirl eine Menge und hatte maximalen Stress. Ich selbst blieb jedoch ruhig. Warum? Weil ich wusste, dass das normal ist. Weil ich wusste, dass ich in den besten Händen bin. Weil ich wusste, dass ich im Notfall eben auf dem OP-Tisch landen würde und die Kinderärzte sofort anwesend wären. Und weil ich wusste, dass eine Einleitung eben genau so laufen kann.

Mein Kopf, mein Mindset und ich waren darauf eingestellt. Auf tagelange Einleitung ohne Erfolg, auf einen möglichen Pausentag, bevor man dann wieder von vorne beginnen würde. Mein Kopf wusste, dass ich vielleicht über Stunden Wehen veratmen werde, die rein gar nichts am Muttermund bewirken – denn ja, so kann Einleitung laufen.

Ich wusste das. Ich war darauf eingestellt, denn ich war (abgesehen davon, dass ich es durch meinen Beruf einfach weiß) richtig aufgeklärt.

Und genau deshalb liegt mir das Thema Einleitung so sehr am Herzen. Weil viel zu viele Horrorgeschichten erzählt und viel zu viele Halbwahrheiten verbreitet werden.

GOOD TO KNOW

Es gibt immer noch Krankenhäuser, die grundsätzlich sieben Tage nach dem Entbindungstermin einleiten. Sollte in dieser Situation aber alles in bester Ordnung sein, es dir gut gehen und dein Baby noch ausreichend versorgt sein, so spricht in der Regel nichts dagegen, zehn oder elf Tage zu warten. Eine pauschale Empfehlung halte ich hier für unangebracht, denn man sollte immer die individuelle Situation betrachten und dann gemeinsam entscheiden, wie man weitermacht. Auch hier gilt: eigeninitiativ werden, hinterfragen und selbstbestimmt handeln.

Grundsätzlich sollte man immer genau schauen, warum man die Geburt nun einleiten möchte oder muss. Sollte man dir vorschlagen, direkt heute mit der Einleitung zu starten, solltest du erst einmal fragen, wieso das nötig ist. Wenn du vernünftig aufgeklärt wurdest und selbst das Gefühl hast, keine offenen Fragen mehr zu haben, du dem Ganzen vertraust und einverstanden bist: Go for it! – Aber wenn du auch nur einen Funken Unsicherheit verspürst oder noch Fragezeichen in deinem Kopf umherschwirren, dann halt bitte nicht den Mund, sondern frag unbedingt nach und lass dich so lange informieren und aufklären, bis du wirklich mit einem guten Gefühl an die Sache herangehen kannst. Sollte man sich für eine Einleitung entscheiden oder es dir empfehlen, weil es medizinische Gründe gibt – es dir oder dem Baby nicht mehr gut geht, Krankheiten vorliegen oder, oder, oder …, dann sollte man hier jedoch der aktuellen Studienlage vertrauen und nicht gegen ärztlichen Rat handeln. **Nachfolgend schreibe ich dir ein paar Einleitungs-Facts auf, die wichtig sind.** Solltest du in die Situation kommen, dass eine Einleitung bei dir im Raum steht, dann kannst du hiermit gut aufgeklärt und informiert in die Situation hineingehen und bist besser vorbereitet.

EINLEITUNGS-FACTS

» Eine Einleitung kann erst einmal Wehen auslösen, die zwar schmerzhaft sind, aber vielleicht nicht direkt den gewünschten Erfolg bringen.

» Eine Einleitung kann mehrere Tage dauern.

» In der Regel leitet man drei Tage ein, macht einen Tag Pause und beginnt dann von vorn.

» Eine Einleitung kann aber auch sehr schnell positiv anschlagen. Manche Frauen reagieren bereits auf die erste Medikamentengabe mit Geburtswehen. Auch das kann normal sein.

» Lass dir unbedingt den genauen Ablauf erklären: Wie oft bekommst du das Medikament? Wie lange dauert die Pause dazwischen? Wie oft musst du zur CTG-Kontrolle? Was kannst du sonst noch machen?

» Einleitungswehen sind natürlich anders als Wehen, die dein Körper von allein zaubert, aber das bedeutet nicht pauschal, dass Einleitungswehen auf jeden Fall schmerzhafter sind. Dieser Mythos wird seit eh und je gern verbreitet, macht am Ende aber nichts weiter, als dir ein negatives Bild von einer Geburtseinleitung zu vermitteln.

» Eine Einleitung kann unter Umständen auch nach fünf Tagen ohne den gewünschten Erfolg verlaufen, in diesem Fall würde man weitere Möglichkeiten besprechen, sich jedoch in den meisten Fällen für einen Kaiserschnitt entscheiden.
» Positive Gedanken während der Einleitung helfen.
» Gib deinem Körper die nötige Zeit, die er braucht, um auf die Einleitung zu reagieren. Nur weil nicht sofort etwas passiert, heißt das nicht, dass es nicht funktionieren wird.
» Jede Wehe, auch wenn sie erst einmal nicht direkt etwas am Muttermund bewirkt, kann dennoch wirksam sein und deinen Körper Stück für Stück der Geburt näherbringen.
» Auch eine Geburt ohne medikamentöse Einleitung braucht eine gewisse Zeit, bis sie voll und ganz in Gang kommt – nur dass man davon häufig gar nicht so viel merkt. Bei einer Einleitung dagegen wartet man ungeduldig, horcht nach innen und weiß genau, dass die Geburt jetzt jeden Augenblick beginnen kann.

So war es bei mir

Obwohl unsere Tochter maximal gestresst war und bereits ein OP-Team für den Notfall bereitstand, mein Mann sich auf den Weg zu uns gemacht hatte und ich uns alle schon im OP sah, haben wir es mit Wehenhemmern und viel Geduld geschafft, wieder Ruhe in die Situation zu bringen. Rückblickend hätte unsere Einleitung nicht turbulenter starten können, aber so kann es laufen. Mein Kopf wusste das, und nur so konnte ich auch bei dem Gedanken an einen möglichen Kaiserschnitt ruhig bleiben.

Mein Fokus lag die gesamte Zeit darauf, unsere Tochter am Ende gesund im Arm zu halten. Ob wir das auf natürlichem Wege mithilfe der Einleitung schaffen oder ich gleich in den OP geschoben werden würde, war mir grundsätzlich erst einmal egal. Und nein, natürlich entsprach es nicht meiner Wunschvorstellung, dass unsere Geburt so verlief. Aber mein Mindset war wirklich so krass auf das Ergebnis (unser Baby gesund auf dieser Welt zu wissen) fokussiert, dass mir der Weg dahin egal war. Ich war gedanklich auf alles vorbereitet, hatte zuvor bereits sämtliche Eventualitäten und Möglichkeiten durchgespielt und wusste, dass ich hier gerade absolut nichts mehr in der Hand habe. Kontrollabgabe next level, aber es war okay. Ich war in sicheren Händen, mein Mann war neben mir, die Hebamme anwesend und die Kinderärzte nur eine Tür entfernt.

Wir unterbrachen die Einleitung frühzeitig, denn ja, wir waren gerade eben dem OP-Tisch entkommen. Genau deshalb war mir bewusst, dass ein neuer Einleitungsversuch erneut mit maximalem Stress beim Babygirl einhergehen könnte und ich dann mit sehr großer Wahrscheinlichkeit im OP landen würde. Wir gingen zurück auf unser Zimmer, atmeten beide tief durch, machten in der folgenden Nacht trotzdem kein Auge zu und wurden uns immer bewusster: Nicht mehr lange und wir haben unsere Tochter bei uns.

Es war Sonntagmorgen. Ich schluckte die zweite Tablette, lag am CTG und bekam relativ zügig wieder Wehen. Ich brauchte gar nicht auf das Gerät zu schauen, meine Ohren hörten, ob es unserer Tochter gut ging oder nicht. Es war ein emotionales Auf und Ab, ein Gutzureden in meinen Bauch und unzählige tiefe Atemzüge in der Hoffnung, dass unsere Tochter entspannt bleibt. Die Kontrollen verliefen gut, die nächste Medi-

kamentengabe erfolgte am Mittag – wir spazierten durchs Krankenhaus, bestellten uns Essen und versuchten, noch ein wenig zu ruhen.
Ich hatte Wehen. Regelmäßig. Kräftig. Musste sie veratmen. Konnte dabei nicht gehen. Nicht reden. Und dennoch machten sie nichts: Muttermund unverändert. Prima. Ich erfüllte also jegliches Einleitungsklischee. Aber ich wusste, das kann normal sein. Also machten wir weiter, drehten unsere Runden im Krankenhausfoyer und hofften darauf, dass es vorangeht. Und das tat es schließlich. Um 23:30 Uhr platzte die Fruchtblase. Bis 2:30 Uhr hatte ich heftige Wehen, doch die Geburt kam keinen Zentimeter voran. Typisch, dachte ich noch.
Und wusste, es gibt nur hop oder top: PDA oder OP. Wenn man keine Ahnung von Geburtshilfe hat, von all dem, was da im Kreißsaal so abgeht, dann klingt beides erst einmal total erschreckend und ist sicherlich auch fernab dessen, was man sich vorab vielleicht ausgemalt oder gewünscht hat. Dennoch ist es häufig die Realität. Und so war es auch bei mir. Ich bekam also gegen 3:00 Uhr nachts eine PDA gelegt. Und auch wenn sie nicht richtig gewirkt hat (auch das kann vorkommen, siehe ab Seite 97), hat sie für einen kurzen Augenblick zumindest für so viel Entspannung in meinem Inneren gesorgt, dass wir nun endlich einen Geburtsfortschritt hatten. Und während ich mir noch grob ausgerechnet hatte, dass unsere Tochter sicherlich bis zum Mittagessen da sein wird, lag unser Baby bereits drei Stunden später in meinem Arm.

Die Geburt einleiten zu müssen, anstatt in Ruhe darauf zu warten, dass es losgeht, ist erst einmal ein Dämpfer. Mach dir bewusst, dass eine Einleitung auch eine Möglichkeit ist, einen Kaiserschnitt zu umgehen. Das Baby hat vielleicht nicht von allein gesagt, »Hallo, es geht los«, aber die Gründe für eine Einleitung sind oft ein Hilferuf vom Baby, »Hallo, hol mich hier raus«, so wie in unserem Fall. Die Versorgung war nicht mehr optimal und wir wussten, dass es unserer Tochter außerhalb meines Bauches besser gehen würde.

Es ist die richtige Entscheidung. Das darfst du dir immer wieder klar machen, falls auch bei dir eine Einleitung nötig werden sollte. In der Geburtshilfe gibt es für fast alles zig verschiedene Gründe. Gründe, die man oft im entscheidenden Moment weder kennt noch versteht oder begreift. Nicht selten zeigt sich erst hinterher, wieso etwas gelaufen ist, wie es eben gelaufen ist. Egal, ob man die Geburt einleiten musste und ob die Einleitung funktioniert hat oder die Geburt noch einmal ins Stocken geriet. Auch beim Thema **ungeplanter Kaiserschnitt** zeigt sich immer wieder erst hinterher, wieso es vermutlich nicht auf vaginalem Weg geklappt hat.

Es gibt ein englisches Zitat, das übersetzt so viel sagt wie: **Alles passiert aus einem Grund.** Und genau das muss man sich immer vor Augen halten. Nicht erst hinterher, sondern bereits vorher. Man muss sich in Bezug auf die Geburt einfach klar machen, dass Wünsche toll sind, aber dass es ganz schnell auch ganz anders laufen kann. Und zwar nicht, weil man selbst etwas falsch gemacht hat oder weil man »versagt« hat, wie es viele Frauen hinterher denken . Nein, nein und noch mal nein. Eine Geburt ist einfach ein unberechenbares Ereignis. Die Medizin ist unfassbar weit, die Medizin weiß unfassbar viel und dennoch hat sie ihre Grenzen und kann am Ende immer nur den bestmöglichen Weg für Mama und Kind wählen. Und der bestmögliche Weg ist nicht immer der, den man sich vorab vorgestellt hat.

DURCH DEN BAUCH, MITTEN INS HERZ ...

Das Thema **Kaiserschnitt** ist für viele ein rotes Tuch. Viele fühlen sich von diesem Begriff sofort getriggert und würden dieses Kapitel vielleicht sogar am liebsten überspringen. Mir jedoch liegt dieses Thema besonders am Herzen, denn immer wieder erlebe ich, wie viel Aufklärung es hier eigentlich noch zu betreiben gibt. Es gibt viele verschiedene Arten eines Kaiserschnitts. Und dann gibt es ja auch noch neumodische Begriffe wie **Kaisergeburt** oder **Bauchgeburt.** Du kannst es am Ende nennen, wie du magst. Das ist absolut legitim und dir überlassen. Ich für meinen Teil würde mir wünschen, dass der herkömmliche Begriff **Kaiserschnitt** einfach nicht so negativ aufgefasst wird, und schon würde man einen anderen Blick darauf haben.

WEGE AUS DEM BAUCH HERAUS

Geplant: Ein geplanter Kaiserschnitt (auch primärer Kaiserschnitt genannt) wird meistens dann durchgeführt, wenn im Vorfeld klar ist, dass eine vaginale Geburt nicht möglich ist. Dafür kann es völlig unterschiedliche Gründe geben. Die Lage des Babys. Gesundheitliche Aspekte sowohl beim Baby als auch bei der Mutter. Vorausgegangene Kaiserschnitte, das heißt wenn die Frau zum Beispiel schon einmal per Kaiserschnitt geboren hat. Und, und, und ... in diesem Fall würde man vorab ein Geburtsplanungsgespräch mit der jeweiligen Geburtsklinik führen, um zu besprechen und zu entscheiden, ob, und wenn ja, wann ein Kaiserschnitt geplant durchgeführt wird. In der Regel liegt der Termin für einen geplanten Kaiserschnitt einige Tage vor dem errechneten Geburtstermin, aber auch hier kann es Abweichungen geben, weshalb du dies gegebenenfalls unbedingt mit deiner Klinik direkt besprechen solltest.

Ungeplant: Ein ungeplanter Kaiserschnitt ist grundsätzlich erst mal jeder Kaiserschnitt, der eben nicht vorab geplant war. Im Fachchinesisch nennen wir das auch sekundärer Kaiserschnitt, denn die Geburt hat bereits auf irgendeine Art und Weise begonnen – du hattest schon einen Blasensprung oder bereits die ersten Wehen. Vielleicht war dein eigentlich geplanter Kaiserschnitttermin auch erst für in zwei Tagen ausgemacht und du hast vorab schon einen Blasensprung bekommen, weshalb man den einst geplanten Kaiserschnitt nun vorzieht und er aufgrund des Blasensprungs nun in die Kategorie sekundärer Kaiserschnitt rutscht.

Ein Kaiserschnitt kann aber auch ungeplant durchgeführt werden, wenn du bereits seit einigen Stunden unter der Geburt bist und man eigentlich eine vaginale Geburt angestrebt hat. Auch hier gibt es zig verschiedene Gründe, weshalb man sich im Verlauf der Geburt für einen Kaiserschnitt entschieden hat. Vielleicht schreitet die Geburt nicht voran. Vielleicht wäre eine vaginale Geburt für dein Baby zu viel Stress und man entscheidet sich deshalb im Verlauf dazu, einen Kaiserschnitt zu machen. Oder, oder, oder ...

Eiliger Kaiserschnitt: Unter allen Kaiserschnitten gibt es natürlich auch noch zeitliche Unterschiede. Denn wenn die Geburt bereits im vollen Gange ist und sich dann herauskristallisiert, dass ein Kaiserschnitt notwendig wird, kann es manchmal sein, dass man ziemlich flott handeln muss. Nicht, weil es ein akuter Notfall ist, sondern weil man eben diesen genau vermeiden will. In diesem Fall spricht man von einem eiligen Kaiserschnitt. Es kann also sein, dass plötzlich aus einer anwesenden Hebamme zwei werden und dass aus zwei anwesenden Ärzten plötzlich vier oder fünf werden. Vielleicht hat man auch nicht mehr die nötige Ruhe, dir alles bis ins Detail zu erklären, aber du kannst dir sicher sein, dass man weiß, was man tut, und nur in bester Absicht für dich und dein Baby handelt. Ein eiliger Kaiserschnitt ist also kein Notkaiserschnitt, sondern ein ungeplanter/sekundärer Kaiserschnitt, bei dem man einfach zeitlich ein wenig Gas gibt, eben damit es nicht in einem Notfall endet.

Notkaiserschnitt: Ja, es gibt ihn wirklich, den Notkaiserschnitt. Glücklicherweise aber nicht ansatzweise so oft, wie man in seinem Umfeld vielleicht schon davon gehört hat. Der Begriff Notkaiserschnitt hat eine genaue Definition, ein genaues zeitliches Fenster, in dem das Baby das Licht der Welt erblicken muss, und genaue Abgrenzungen zu allen anderen Arten des Kaiserschnitts. Die Zeit von der Entscheidung zum Kaiserschnitt bis zur Geburt des Kindes beträgt hier im optimalen Fall nur wenige Minuten. Deswegen wird er in der Regel auch unter Vollnarkose durchgeführt, da dies einfach der schnellste Weg ist.

2021 lag die bundesweite Kaiserschnittrate bei 30,9 Prozent. Somit hat fast jede dritte Frau ihr Kind per Kaiserschnitt zur Welt gebracht. Wenn man sich diese Zahl einfach einmal bewusst macht, steht es außer Frage, über dieses Thema zu sprechen. Denn ganz egal, wie sehr sich die meisten eine vaginale Geburt ohne irgendwelche medizinischen Interventionen wünschen, so sprechen die Zahlen doch für sich. Es kann völlig verschiedene Gründe dafür geben, warum das Baby durch den Bauch geboren wird.

Ist man selbst in der Situation und hat vorab absolut nicht damit gerechnet, dann überkommt es einen meist völlig. Von Angst bis hin zu maximaler Überforderung ploppen binnen Sekunden sämtliche Gedanken und Gefühle auf. Es liegt mir total fern, jemandem Angst zu machen, aber genau das ist der Grund, warum ich es so wichtig finde, vorab schon mal etwas darüber gehört zu haben. In der Vorbereitung auf die Geburt gehen alle immer vom Besten aus und genau das hoffen wir an dieser Stelle natürlich auch. Aber während es so einige Bücher über **friedliche Geburten** gibt, gibt es nur wenig Aufklärung über die Situationen, die hinterher häufig für emotionalen Struggle sorgen.

FACTS: KAISERSCHNITT

- Ein Kaiserschnitt wird in der Regel in Spinalanästhesie durchgeführt. Du bist dabei also wach, aber ungefähr vom Bauchnabel bis zu den Zehen betäubt.
- In seltenen Fällen oder in Notfallsituationen erfolgt der Kaiserschnitt in einer Vollnarkose.
- Dein Partner oder eine andere Begleitperson darf bei einem Kaiserschnitt anwesend sein (nicht in Notfallsituationen).
- Der Schnitt wird oberhalb des Schambeins, also an der Scharmhaargrenze, gesetzt und ist ungefähr zehn Zentimeter lang.
- Für den weiteren (genauen) Ablauf gibt es in jedem Krankenhaus unterschiedliche Vorgehensweisen, daher empfehle ich, dies vorab einmal zu besprechen. So weißt du, was in diesem Fall auf dich zukommt, und stehst nicht völlig überrascht vor dieser Situation.

So ist es beispielsweise normal, dass bei einem wirklich eiligen (Not-)Kaiserschnitt dein Partner nicht mit in den OP darf. Nicht selten habe ich es in meinen Wochenbettbetreuungen erlebt, dass diese Tatsache – eben dass der Partner plötzlich und völlig unerwartet nicht mit in den OP durfte – ein wirklich traumatisches Erlebnis darstellt. Das ist auch absolut nachvollziehbar. Denn gerade in Situationen, die einem selbst völlig unbekannt sind, und die mit der Angst um das Baby und vielleicht auch um die eigene Gesundheit einhergehen, ohne Partner dazustehen, ist alles andere als schön. Und vermutlich völlig anders als alles, was man sich vorab in Bezug auf die Geburt des gemeinsamen Kindes vorgestellt hat. Wenn man aber bereits vorher weiß, dass solch ein Ablauf »normal« ist, kann man mit einem ganz anderen Blick auf diese Situation schauen.

Ich persönlich empfehle immer, solche Situationen vorab bei der Anmeldung zur Geburt im Kreißsaal anzusprechen. Viele wird es verwundern, denn während die meisten Hebammen eher für Hausgeburten plädieren und einen auf eine möglichst natürliche Geburt vorbereiten möchten, erzähle ich hier von möglichen ungeplanten Kaiserschnitten und dass man bereits im Vorfeld besprechen soll, wie die jeweilige Klinik mit diesen ungeplanten Situationen umgeht. Aber wie sage ich immer so schön: Lehrbuch und Realität sehen oft sehr unterschiedlich aus.

Mir ist es wichtig, dass du bestmöglich auf das vorbereitet bist, was dich unter Umständen betreffen könnte. Wie immer gehen wir natürlich vom Besten aus und denken positiv, dennoch braucht man realistische Grundannahmen, wenn man positiv denken möchte, denn nur so hat man die Chance, bei einer echten Wendung zum Schlechteren – denn nichts anderes ist ein ungeplanter Kaiserschnitt erst einmal – den gedanklichen Spieß umzudrehen und dennoch etwas Positives aus der Situation für sich mitzunehmen.

GOOD TO KNOW

- Darf der Partner bei einem ungeplanten Kaiserschnitt mit in den OP? (Wie gesagt, bei NOT-Kaiserschnitten ist das in der Regel nicht möglich.)
- Bekomme ich mein Baby auch bei einem ungeplanten Kaiserschnitt danach direkt auf die Brust gelegt?
- Wie läuft generell ein Kaiserschnitt ab?
- Komme ich danach erst in einen Aufwachraum oder direkt wieder in den Kreißsaal?
- Wo ist der OP, in dem ein möglicher Kaiserschnitt durchgeführt wird? (Manche Kliniken haben dafür keinen »extra« OP, andere wiederum haben einen OP direkt im Kreißsaal angeschlossen.)
- Wie lange muss ich nach einem Kaiserschnitt noch in der Klinik bleiben?

WENN, DANN ...

Aber ganz egal, wie sehr man es sich natürlich wünscht, dass alles gut verläuft – und in den meisten Fällen ist dies ja auch so –, gibt es auch Situationen, die entgegen aller Erwartungen doch anders verlaufen als erhofft, und man landet völlig unerwartet im OP. Binnen Sekunden fährt da ein Film an einem vorbei, den man kaum verarbeiten kann. Von Angst und Sorgen – um das Baby, aber nicht selten auch um sich selbst – bis hin zu maximaler Überforderung empfindet man vermutlich alles, was man zuvor noch nicht gefühlt hat. Solche Special-Situationen müssen hinterher unbedingt aufgearbeitet werden. Nicht selten denkt man, dass man damit gut klarkommt und es nichts aufzuarbeiten gibt, aber manchmal reichen winzige, bis dato unbekannte Trigger, die einen Flashback auslösen können. Und auch wenn die Dankbarkeit darüber, dass es die Möglichkeit eines Kaiserschnitts gibt – denn im Zweifel rettet er das Leben deines Babys und auch dein eigenes –, wichtig ist, ist sie kein Radiergummi für das, was da passiert ist.

ALLE GEFÜHLE DÜRFEN DA SEIN

Also egal, wie positiv man das Ganze betrachtet, natürlich darf man auch einfach mal sagen, wie unfassbar scheiße sich das alles anfühlen kann. Wie sehr man sich eigentlich etwas anderes für sein Geburtserlebnis gewünscht hätte und wie traurig man vielleicht auch darüber ist, dass alles so gekommen ist.

Dennoch kann man für sich selbst viel besser mit solchen ungeplanten Situationen umgehen, wenn man vorab einfach weiß, dass es sie geben kann. Wenn man weiß, dass es weder unnormal noch eine absolute Seltenheit ist. Und das Allerwichtigste: Solche Situationen sind niemals deine Schuld. Gedanken like »Ich habe versagt« oder Ähnliches sind also absolut der falsche Weg, gedanklich damit fertigzuwerden.

VERTRAU DEINER EIGENEN WAHRNEHMUNG

Und noch etwas: Sollte beispielsweise deine Schwägerin ein ähnliches Geburtserlebnis hinter sich haben und damit easy peasy umgehen, heißt das nicht, dass es dir damit genauso gehen muss. Jeder empfindet solche Situationen anders, jeder geht anders damit um und jeder verarbeitet sie hinterher anders. Lass dich also nicht von anderen Geschichten blenden oder gar ins Zweifeln gegenüber deinen eigenen Gefühlen und deiner eigenen Wahrnehmung bringen. Achte nur und ausschließlich auf dich und deine Bedürfnisse.

In diesen Situationen empfehle ich immer, ein Gespräch mit dem Arzt / den Ärzten und der Hebamme zu führen, die bei der Geburt dabei waren. Offene Fragen klären sich am besten mit dem Personal, das die Situation miterlebt hat. Notiere dir vorab alle Fragen, auf die du dir Antworten erhoffst. Manchmal ist es auch hilfreich, den Partner mitzunehmen, denn auch wenn jeder die Geburt anders erlebt, sind solche ungeplanten (Notfall-)Situationen auch für den Partner ein einschneidendes Erlebnis, das nicht einfach unter den Tisch fallen sollte.

JEDER GEHT ANDERS MIT KRISEN UM

Sollte dein Partner mit der Situation jedoch ganz anders umgehen als du, dann ist das auch in Ordnung. Wie gesagt: Jeder erlebt solch eine Situation ganz anders und aus verschiedenen Blickwinkeln und jeder geht hinterher anders damit um. Solltest du dich an dieser Stelle irgendwie unverstanden fühlen, solltest du dies mit deinem Partner besprechen. Das Gespräch in der Klinik kannst du natürlich auch allein führen, wenn du dich damit besser fühlst.

»Man kann nicht ändern, was passiert ist, aber man kann ändern, wie man damit umgeht.«

Wenn man Situationen erlebt, die enorm einschneidend waren und bis dato außerhalb der eigenen Vorstellungskraft lagen, ist es ratsam, sich Hilfe von außen zu holen. Deine Hebamme und/oder dein Frauenarzt können dir an dieser Stelle die nötigen Kontakte an die Hand geben, um das Erlebte mit dir individuell aufzuarbeiten. Für die meisten ist dies ein enormer Schritt, denn sich Hilfe von außen zu holen, fällt erstens nicht leicht und bedeutet zweitens, dass man sich noch einmal mit der Gesamtsituation auseinandersetzen **muss**. Manchmal reicht es aber tatsächlich, einfach einmal ein Gespräch mit einer Person zu führen, die dich emotional da abholt, wo du gerade stehst. Die dir hilft, einen neuen Blickwinkel einzunehmen und das Erlebte zu **be**-arbeiten.

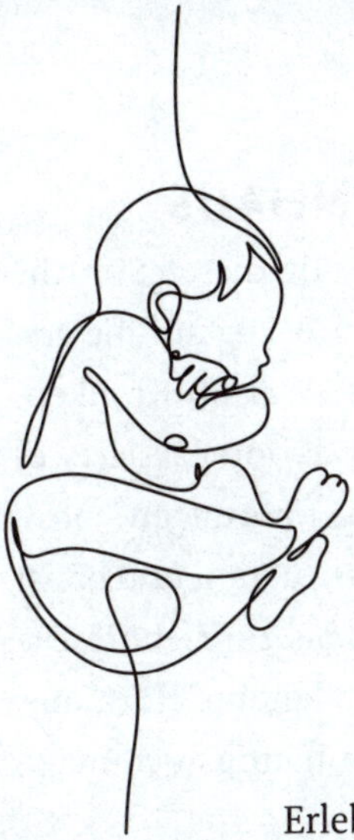

Ich sage bewusst nicht **ver**-arbeiten. Denn stark emotionale Erlebnisse wird man nie final **ver**-arbeiten. Dass du ein Baby zur Welt gebracht hast, egal, wie, lässt sich ja nicht mehr aus deiner Lebensgeschichte streichen. Du kannst es also nicht **ver**-arbeiten, sodass es verschwindet und keine Rolle mehr spielt. Aber du kannst es **be**-arbeiten und einen Weg finden, dass dich die Gedanken an das Erlebte nicht mehr völlig aus der Bahn werfen.

REMINDER

» Von einem Notkaiserschnitt sollte man wirklich nur sprechen, wenn es auch ein Not-Kaiserschnitt war.

» Jede Art eines ungeplanten Kaiserschnitts kann ein einschneidendes Erlebnis darstellen – und je nach Situation auch traumatisierend sein.

» Hinterher ein Gespräch und/oder Hilfe von außen zu suchen, ist in solchen Situationen immer ratsam.

DIE ERSTEN TAGE IM KRANKENHAUS

What happens in Vegas, stays in Vegas. Kennst du diesen Spruch? Genau das sage ich immer **meinen Frauen** in Bezug auf die ersten Tage, nach der Geburt, im Krankenhaus. »**Was im Krankenhaus passiert, bleibt im Krankenhaus.**« Egal, was dort passiert – es bleibt dort. Die Erinnerungen, das Erlebte, die Erfahrungen – positiv wie negativ. Es ist eine absolute Ausnahmesituation und oft ist man völlig überrumpelt. Von allem. Der Zeit bis zur Geburt. Die Geburt als solches und auch alles, was danach kommt. Hormone, Wochenfluss, Überwältigung. Aber vor allem häufig auch maximale Erschöpfung.

FACTS: DIE ERSTEN TAGE IM KRANKENHAUS

Nach der Geburt bleibst du für zwei bis vier Stunden noch zur Beobachtung im Kreißsaal – hier schaut die Hebamme regelmäßig nach dir und deinem Baby, hilft dir beim ersten Stillen oder auch einfach nur beim intensiven Kuscheln (auch Bonding genannt) mit deinem Baby, du bekommst bei Bedarf Unterstützung für den ersten Gang zur Toilette, denn auch wenn man denkt, man sei fit und könnte Bäume ausreißen, so schlackern einem doch mal die Beine oder man hat nach all der Anstrengung ein wenig mit seinem Kreislauf zu kämpfen.

Danach kommst du auf die Wochenstation, wo dir 24/7 Fachkräfte zur Seite stehen.

Gleichzeitig gibt es natürlich auf jeder Station im Krankenhaus genau festgelegte Abläufe – Frühstück, Mittag, Abendessen, dazwischen kommt das Reinigungspersonal, die Küchenhilfen, um zu fragen, was du essen möchtest, Hebammen, Schwestern, Ärzte und Physiotherapeuten. – Die Liste ist lang und Ruhe sucht man manchmal vergeblich. Dennoch ist es hilfreich zu wissen, dass jederzeit jemand da ist, der auf alle Fragen eine Antwort hat, und zwar egal, ob es um den Wochenfluss geht oder darum, dass man gerade nicht nur mit der Überlastung seiner Brustwarzen, sondern auch den Schmerzen durch die Nachwehen zu kämpfen hat. Während der Zeit im Krankenhaus finden auch bestimmte Standarduntersuchungen statt: Es wird zum Beispiel – sofern ihr als Eltern einverstanden seid – ein Stoffwechselscreening durchgeführt. Hierfür wird aus der Ferse deines Babys etwas Blut genommen und dies in einem speziellen Labor untersucht – so erfährt man binnen einer Woche, ob beim Baby Stoffwechselerkrankungen vorliegen, die umgehend behandelt werden müssten – diesbezüglich wirst du vorab im Krankenhaus ausführlich aufgeklärt und musst natürlich auch eine Einwilligung unterschreiben – es vorab schon mal gehört zu haben hilft jedoch, nicht völlig unvorbereitet zu sein.

In den meisten Kliniken wird beim Baby ein Hörtest durchgeführt – die Untersuchung ist für dein Baby vollkommen schmerzfrei und kann am besten erfolgen, während dein Baby schläft – dafür bekommt dein Baby eine Art Kopfhörer auf oder eine kleine Sonde wird ins Ohr gelegt und die Messung der otoakustischen Emissionen (OAE – basiert darauf, dass ein normales Innenohr nicht nur Schall empfangen, sondern auch aussenden kann) wird durchgeführt.

Alle Untersuchungen sollten grundsätzlich immer und ausschließlich nur mit dem Einverständnis und der schriftlichen Einwilligung der Eltern sowie in deren Anwesenheit (mindestens Mutter oder Vater) erfolgen!

GOOD TO KNOW

Wenn es dir und deinem Baby gut geht, könnt ihr durchschnittlich nach zwei Tagen das Krankenhaus verlassen. Die U2 wird in den meisten Fällen nach 48 Stunden im Krankenhaus durchgeführt – solltest du nicht so lange bleiben wollen, sondern lieber vorher schon nach Hause gehen, so hast du bis zum zehnten Lebenstag deines Babys Zeit, um die U2 von dem Kinderarzt eures Vertrauens durchführen zu lassen. Es ist immer empfehlenswert, dies im Vorfeld abzuklären, (nicht dass dein Kinderarzt gerade zum Beispiel Urlaub hat). Manche Kinderärzte kommen dafür sogar zu einem nach Hause, ansonsten musst du dir gut überlegen, ob du mit so kleinem Neugeborenen und selbst so frisch nach der Geburt den Weg auf dich nehmen willst oder die Untersuchung nicht doch lieber noch im Krankenhaus durchführen lässt (bitte unterschätze an dieser Stelle nicht den körperlichen Aufwand, aber vor allem auch nicht den mentalen Stress).
Ein Krankenhaus ist kein Gefängnis: Ein paar Tage nach der Geburt dort zu bleiben, die nötige Hilfe in Anspruch zu nehmen und erst einmal mit dieser neuen Situation klarzukommen ist sicherlich nicht verkehrt und gerade, wenn man zum ersten Mal Mama wird, kann es sehr hilfreich sein. Solltest du bei dem Gedanken, in einem Krankenhaus zu sein, jedoch Atemnot bekommen, dann kannst du – sofern es dir und deinem Baby gut geht – natürlich auch frühzeitig das Krankenhaus verlassen und dich auf dein eigenes Bett freuen. Falls du eine ambulante (wenige Stunden nach der Geburt) oder eine frühzeitige (zum Beispiel am nächsten Tag) Entlassung planst, solltest du dies unbedingt vorab mit deiner betreuenden Hebamme besprechen (denn die muss dann

noch am selben, spätestens am nächsten Tag bei dir auf der Matte stehen und darf nicht kurzfristig im Urlaub sein).
Während man früher die Babys bei den Schwestern im Babyzimmer abgegeben hat, gibt es dies heutzutage zum Glück nicht mehr – das Baby gehört zur Mama – dies nennt man auch 24/7-Rooming-in.
In den meisten Kliniken gibt es sogenannte Familienzimmer, diese kann man, sofern sie verfügbar sind, gegen einen Aufpreis buchen und die Zeit im Krankenhaus gemeinsam mit seinem Partner verbringen – wenn man daran Interesse hat, ist es immer gut, dies bereits vorab anzumerken und spätestens dann noch mal zu erwähnen, wenn man zur Geburt im Krankenhaus ist.

Sich in dieser Phase erst einmal zu sortieren, ist nahezu unmöglich. Deshalb ist es superwichtig zu wissen, dass dieses Seifenblasenfeeling in dieser Zeit normal ist. Man ist plötzlich nicht mehr schwanger, sondern hält sein Baby im Arm. Gleichzeitig ist man aber nicht zu Hause, in seinen eigenen vier Wänden und seiner gewohnten Umgebung.

REALITÄT IM KRANKENHAUS

Es ist leider traurige Realität, dass in deutschen Kliniken absoluter Personalmangel herrscht. Unterbesetzte Stationen, auseinandergepflückte Teams – weil an allen Ecken und Enden Fachkräfte fehlen. Unzählige Überstunden und trotzdem viel zu wenig Zeit für jeden Einzelnen sind leider keine übertriebenen Hilferufe, sondern ein wahr gewordener Albtraum. Dennoch, und darauf möchte ich unbedingt den Fokus legen: Unter allen Umständen versucht das Personal, egal, ob im Kreißsaal oder auf der Wochenstation, immer und ausnahmslos sein Bestes zu geben. Notfälle haben immer Vorrang – solltest du also mal zwei Minuten auf Hilfe warten müssen, kannst du dir sicher sein, kein akuter Notfall zu sein (ein Aspekt, den man durchaus positiv bewerten kann). Gleichzeitig sollte man als Patient immer dreimal darüber nachdenken, ob man beispielsweise die Notfallklingel betätigt oder ob man nicht selbst zum Personal gehen kann. Im Notfall bitte natürlich zu jeder Zeit die Notfallklingel betätigen! Leider wird diese aber oft auch missbraucht, weil jemand überspitzt gesagt zu faul ist aufzustehen. Solltet ihr beispielsweise ein Familienzimmer haben, kann dein Partner jederzeit selbstständig das Personal aufsuchen und ihr solltet die Klingel nicht betätigen, um nach einer neuen Flasche Wasser zu fragen. Banale Kleinigkeiten, die den Arbeitsablauf jedoch enorm erleichtern – oder eben erschweren. Denn so bleibt weniger Zeit für die Frauen, die zum Beispiel Unterstützung beim Stillen brauchen oder Hilfe beim ersten Aufstehen nach einem Kaiserschnitt.

Sollte deine Zeit im Krankenhaus also vielleicht von mangelnder Unterstützung geprägt sein, so ist dies keine böse Absicht, sondern einfach eine Folge unseres Gesundheitssystems. Und ich wünschte, ich könnte hier etwas anderes schreiben, aber der Alltag auf den Wochenstationen sieht oft leider genau so aus. Dennoch möchte ich die Umstände nicht schwärzer malen, als sie sind – sonst bräuchte niemand mehr im Krankenhaus bleiben. Natürlich bekommt ihr dort Hilfe und Unterstützung, aber nicht selten entspricht dies einfach nicht den eigenen vorangegangenen Vorstellungen, daher finde ich es einfach wichtig, vorab zu wissen, dass euch niemand mit Absicht im Regen stehen lässt.

Gleichzeitig durchlebt man natürlich auch während seines Aufenthaltes mehrere Schichten – Früh-, Spät-, Nachtschicht – vielleicht gibt es sogar noch einen Zwischendienst, der ebenfalls für dich zuständig ist, falls du Hilfe benötigst. In 24 Stunden kommt man im Zweifel also gern auf drei verschiedene Fachpersonen, die

natürlich alle irgendwie auf ihre Art und Weise unterschiedlich sind. Dass dies so ist, kann Fluch und Segen zugleich sein, denn du wirst dadurch vermutlich drei verschiedene Ansätze, Empfehlungen und Wege aufgeführt kriegen. Da noch zu wissen, wie man was am Ende am besten macht, ist gar nicht so einfach und führt oft zu einer kompletten Verwirrung. Auch deshalb empfehle ich immer, sich vorab auch diesbezüglich bereits Gedanken zu machen: Was möchte ich? **Stillen oder die Flasche geben.**
Was möchte ich auf keinen Fall? **Dass man meinem Baby einen Schnuller gibt.** Was ich damit sagen möchte: **Du** bist die Mama deines Kindes. Jede Fachperson ist da, um dir beratend zur Seite zu stehen, dir zu helfen, Tipps und Empfehlungen auszusprechen, aber nicht, um am Ende die Entscheidung darüber zu treffen, was du machst und/oder mit deinem Kind passiert. Es ist wirklich wichtig, dass du dir dessen bewusst bist. Du bist stark genug, nach ausreichender Aufklärung eigenständig zu sagen: Okay, mach ich. Oder aber auch: Nein, das überlege ich mir lieber noch einmal.

REMINDER

Gib dir selbst ausreichend Zeit für alles. Die ersten Tage können unglaublich überwältigend sein. Positiv wie negativ. Vielleicht hast du mit körperlichen Baustellen zu kämpfen, und dabei ist egal, ob es Geburtsverletzungen sind, deine Naht vom Kaiserschnitt oder dein Körper allgemein einfach noch extrem von der Schwangerschaft und der Geburt erschöpft ist. Gleichzeitig fahren die Hormone Achterbahn und während du selbst noch nicht ganz realisiert hast, dass du nicht mehr schwanger bist, zeigt dein Baby dir klar und deutlich seine Bedürfnisse, die möglichst binnen Sekunden gestillt werden wollen.

BABYZEIT

» Wenn das Baby da ist

HOLY WOCHENBETT!

Holy Wochenbett, weil es mir absolut heilig ist. Das Wochenbett. Dieses Thema. Und dass die Gesellschaft endlich versteht, wie wichtig es ist. Das, was wir Hebammen über das Wochenbett erzählen, ist keine romantische Hebammenvorstellung, sondern eine medizinische Notwendigkeit. Die ersten Tage, im besten Fall sogar zwei Wochen, wirklich mit dem Hintern in seinem Bett zu bleiben ist wichtig. Verdammt wichtig. Für dich. Für deinen Körper. Für deinen Kopf. Für dein Baby. Und vor allem am Ende aller Tage auch für deinen Beckenboden. Denn während drei Tage nach der Geburt über die Königsallee in Düsseldorf zu spazieren für manche kein Problem darstellt, ist das Geschrei mit Anfang 40 vor dem Tena-Lady-Regal dann umso größer. Das lauteste Geschrei kommt aber wie so oft aus den hintersten Reihen. In den sozialen Medien, von der Gesellschaft oder älteren Generationen, die damit angeben, dass man früher aber bereits eine Woche nach der Geburt wieder arbeiten ging.

Nun gut, wo soll ich also mit meiner Predigt anfangen, um deutlich zu machen, wie wichtig das Wochenbett wirklich ist? Was sind denn schon zwei Wochen? Wie oft war man so lange schon im Urlaub? Ohne Haushalt und ohne Shoppingtouren durch den Schweden?! In keiner Lebensphase fällt es den meisten so schwer, zwei Wochen mal fünf Gänge runterzuschalten wie in den ersten zwei Wochen nach der Geburt seines Kindes. Und ja, man fühlt sich vielleicht so, als könnte man Bäume ausreißen, und vielleicht könntest du das tatsächlich, aber empfehlenswert ist es trotzdem nicht. Und das liegt nicht nur an den medizinischen Aspekten, weshalb es rein körperlich wirklich von großer Bedeutung ist, sich die nötige Ruhe zu schenken, die der Körper eben nach einer Schwangerschaft und Geburt braucht. Denn innerhalb ziemlich kurzer Zeit startet dein Körper zig verschiedene Rückbildungsprogramme –

eine tellergroße Wunde in deiner Gebärmutter (die Stelle, an der der Mutterkuchen mit der Gebärmutterwand verbunden war) muss verheilen, eventuelle Geburtsverletzungen brauchen Zeit für die Regeneration, dein Wochenfluss fließt und wenn du stillst, braucht dein Körper jede Menge Energie für die Milchproduktion. Und parallel soll er dann noch am Herd stehen und kochen? Im Zweifel irgendwie machbar, aber sicher nichts, was spurlos an dir vorübergehen wird. Aber das Grundproblem liegt am Ende nicht darin, dass der Mensch es nicht schafft, zwei Wochen im Bett zu bleiben, sondern darin, dass die Gesellschaft einem das Gefühl vermittelt, dass ein Wochenbett, das man im optimalen Fall zwischen Bett und Couch und mit viel Ruhe verbringt, absolut nicht normal ist. Dass man schwach ist, sich nicht so anstellen und vor allem nicht so gehen lassen soll.

So war es bei mir

Ich habe unser Babygirl spontan zur Welt gebracht, nahezu keinerlei Geburtsverletzungen gehabt und auch sonst lief alles weitestgehend komplikationslos. Und trotzdem lag ich vier Wochen nur im Bett und auf der Couch. Das erste Mal auf einem Stuhl gesessen habe ich zwei Wochen nach der Geburt und am liebsten wäre ich sofort wieder aufgestanden.

Die ersten Tage im Bett und die ersten Wochen auf der Couch zu verbringen, funktioniert natürlich nur, wenn man entsprechende Vorbereitungen trifft. Essen vorkocht oder gute Lieferservices heraussucht. Eltern und Schwiegereltern um Hilfe bittet. Und den Haushalt Haushalt sein lässt. Dass das Wochenbett beim ersten Kind noch ganz anders ausgelebt werden kann als bei einem zweiten, dritten oder vierten Kind, ist, denke ich, selbstverständlich, aber auch hier ist mit einer guten Organisation und einem entsprechenden Umfeld einiges machbar. Wenn du bereits ein Kind hast, das vielleicht schon in den Kindergarten geht, könnt ihr schauen, ob das Bringen und Holen von anderen Bezugspersonen übernommen werden kann. Solange das Kind nicht zu Hause ist, solltest du die Zeit unbedingt nutzen, um dich auszuruhen und nicht, um zu kochen oder zu putzen.

So war es bei mir

Durch meine Arbeit als Hebamme war mir natürlich maximal bewusst, wie wichtig das Wochenbett ist. Wie wichtig die ersten Tage und Wochen sein werden. Und dass man diesen Zustand nicht selten völlig unterschätzt. Ich habe also vermutlich nichts so häufig meinem Umfeld gepredigt wie **genau das**. *Jeder wusste, dass mir das Wochenbett heilig ist. Jedem war bewusst, dass ich in dieser Zeit zu keinerlei Kompromissen bereit war. Denn ganz abgesehen von all den medizinischen und gesundheitlichen Aspekten (in dieser Zeit startet dein Körper einfach sämtliche Rückbildungsprogramme – die Haut wird langsam wieder fester, der Bauch kleiner, die Wundfläche in deiner Gebärmutter – die übrigens so groß ist wie ein Kuchenteller – heilt allmählich, genauso wie mögliche Geburtsverletzungen oder die Narbe eines Kaiserschnitts. Und wenn du stillst, fangen deine Brüste an, Milch zu produzieren) ist diese erste Zeit einfach nur magisch.*
Wie viele Eltern hatte ich schon betreut, die durch äußere Umstände oder ein Baby, das in der Kinderklinik lag, keine Chance auf ein erholsames Wochenbett hatten und sich am Ende nichts sehnlicher gewünscht hätten, als einfach nur mit ihrem Neugeborenen auf der Couch zu liegen und den frischen Babyduft einzuatmen. Allein all diesen Eltern gegenüber war es meine Pflicht, maximal in die Babybubble abzutauchen und diese Zeit, so gut es ging, zu genießen.

Und genau das taten wir. Natürlich weiß ich es sehr zu schätzen, dass mein Mann ab Geburt einen Monat Elternzeit nehmen konnte und unser Umfeld uns zu jeder Zeit Unterstützung angeboten hat. Wir waren also bestens vorbereitet auf die Zeit danach. Wir wussten, was uns erwarten würde – zumindest rein theoretisch – und haben uns zu 100 Prozent darauf eingelassen. Einmal am Tag zu duschen war mein absoluter Spa-Moment und ansonsten haben wir im wahrsten Sinne des Wortes einfach vor uns hingegammelt. Nein, ehrlich, wir sind so tief es nur ging in diese Babybubble abgetaucht und haben versucht, jede Sekunde zu genießen.

ZELEBRIERE DEN AUSNAHMEZUSTAND

Das Wochenbett ist eine sehr sensible Phase. Ein Ausnahmezustand. Und dabei ist es egal, ob du zu Hause im Bett liegst oder meinst, bereits sieben Tage nach der Geburt über den Markt schlendern zu müssen. Physisch und psychisch geht diese Zeit nicht spurlos an dir vorüber. Egal, wie sehr du vielleicht versuchst, einfach weiterzumachen wie zuvor. Es ist also wirklich wichtig, dass du auf dich achtgibst, ganz bei dir bleibst und nicht zu viel nach links und rechts schaust. Nur weil irgendjemand das Wochenbett aktiver verbringt, als du es dir für dich vorstellst, heißt das nicht, dass deine Vorstellung falsch ist.

Und ich weiß, dass das allgemein ein heiß diskutiertes Thema ist, denn immer öfter sind auch Stimmen zu hören, die der Meinung sind, dass man das tun sollte, was man möchte. Und klar, ganz am Ende jeder Geschichte sollte jeder immer nur das tun, was er für sich als richtig empfindet. Wir sprechen hier über gestandene Frauen, die gerade ein Baby bekommen haben. Natürlich sollte jede selbst entscheiden, ob Shoppen wichtiger ist als Regeneration. Aber shoppen kannst du auch nachts online, während du gerade dein Baby stillst. Die Zeit der Regeneration und dieser besonderen ersten Lebensphase wirst du einfach nie wiederkriegen. Diese Zeit verfliegt mit einem Augenaufschlag und in den meisten Fällen kommt irgendwann der Punkt, an dem man sich rückblickend wünscht, man hätte sie mehr genossen und sich selbst und dem Baby mehr Ruhe gegönnt.

Der Drang, sein Baby am liebsten sofort Gott und der Welt zu präsentieren, dieser Drang, endlich all das mit seinem Baby zu machen, wovon man vielleicht unfassbar lange schon geträumt hat – dieser Drang ist kaum auszuhalten, ich weiß das. Nach all unserer Kinderwunschzeit habe ich nichts sehnlicher erwartet als all die ersten Male mit unserem eigenen Kind. Aber all die ersten Male laufen nicht weg. Das erste Mal spazieren gehen. Das erste Mal Auto fahren. Das erste Mal die Tante besuchen. Aber was wegläuft, ist die erste Zeit mit deinem Baby daheim auf der Couch. Und wenn man dennoch das Gefühl hat, dass einem zu Hause die Decke auf den Kopf fällt – natürlich gibt es das auch –, dann kann man gern eine Runde spazieren gehen, damit man mal etwas anderes sieht als seine eigenen vier Wände. Aber einmal um den Block zu gehen ist eine ganz andere Nummer, als mal eben ins Shoppingcenter zu fahren. Die Bandbreite von »Ich muss aber mal raus« ist also breit. Und auch wenn sie am Ende von jedem anders interpretiert wird, kann ich nur noch mal betonen, wie wichtig es ist, diese Phase wirklich ernst zu nehmen.

AUCH DIE PSYCHE BRAUCHT ZEIT

Denn nicht nur körperlich macht das Wochenbett einiges mit einem, sondern vor allem auch psychisch. Und nicht immer verläuft alles so rosarot, wie man es sich vorab vielleicht ausgemalt hat, weil man einfach keine anderen Geschichten über das Wochenbett kennt. Dabei wird man ziemlich schnell merken, dass die Realität sich nicht ausschließlich auf Wolke sieben abspielt, sondern vielmehr irgendwas zwischen vollgebluteten Binden und auslaufenden Brüsten bedeutet. Dass man vielleicht nicht sofort ab der ersten Sekunde the biggest love für sein Baby empfindet. Dass der Körper anfangs zwickt und zwackt, man einfach nur müde und erschöpft ist und der Geduldsfaden des Partners vielleicht auch deutlich kürzer ist, als man es sich wünschen würde. Der Körper bildet sich binnen kürzester Zeit wieder zurück, die Hormone fahren Achterbahn, und allgemein fühlt es sich irgendwie ein wenig an wie die Tage zwischen Weihnachten und Silvester: Während das alte Ich nicht mehr da ist, ist man im neuen Ich noch nicht richtig angekommen.

Ein völliger Ausnahmezustand, dieses Wochenbett. Eine unglaublich krasse und wirklich emotionale Zeit, die unfassbar viel Potenzial in sich birgt: Potenzial für Ehekrisen, Potenzial für Selbstzweifel, Potenzial für depressive Phasen. Aber am Ende vor allem auch Potenzial für dein Selbstvertrauen, für eine noch stärkere Partnerschaft und dafür, seinen Blickwinkel auf das Leben neu auszurichten. Denn wenn wir diese ersten Wochen zwischen vollgekackten Windeln, maximaler Überforderung und totaler Müdigkeit als das annehmen, was es ist, nämlich die einmalige Kennenlernzeit mit deinem Baby, dann stehen nun ganz andere Dinge im Fokus.

Dieser einzigartige Babyduft. Diese unfassbar zarte Haut. Dieser maximale Hautkontakt, der zwar anstrengend sein kann, aber so in diesem Ausmaß nie wiederkommen wird. Diese Blicke zwischen deinem Partner und dir und das Realisieren, dass ihr nun wirklich Eltern seid. Das Wochenbett ist nicht dafür da, dass schon alles perfekt ist, sondern genau dieses Unperfekte anzunehmen. Damit fein zu sein, dass noch nicht alles rundläuft und man gefühlt unzählige Fehler am Tag macht. Du wirst nicht die erste Wöchnerin sein, der der Wochenfluss an den Beinen herunterläuft, weil du die Vorlagen nicht rechtzeitig gewechselt hast. Und ihr wer-

det auch nicht die ersten Eltern sein, die vor der Wickelkommode einen Teppich liegen haben, der spätestens nach einer Woche nicht mehr dort liegt, weil das Baby in hohem Bogen vom Wickeltisch aus auf ihn draufgeschissen hat.
Diese ersten Wochen sind anstrengend, nervenaufreibend und wirklich krass. Aber diese ersten Wochen sind auch einfach nur einmalig, kostbar und unfassbar wertvoll. Habt Geduld mit euch und eurem Baby. Versucht diese Zeit so gut es geht zu genießen, mit all ihren Höhen und Tiefen. Seid gnädig zueinander, ihr macht das alles zum ersten Mal. Und sei du als Mama vor allem auch gnädig mit dir selbst, mit der Liebe zu deinem Baby. Mit der Liebe zu dir selbst, zu deinem Körper und zu deinen Gedanken.

WENN DAS WOCHENBETT ANDERS VERLÄUFT …

Vielleicht startet euer Wochenbett anders als erwartet. Dafür kann es verschiedene Gründe geben: von einem Aufenthalt in der Kinderklinik oder einem Baby, das selbst extrem damit zu kämpfen hat, das Geburtserlebnis zu verarbeiten, bis hin zu extremem Babyblues oder auch Wochenbettdepression. In solchen Fällen kann es einen emotional schnell überrollen, wenn eben alles irgendwie anders läuft als ursprünglich gedacht. Wollte man doch einfach nur mit seinem Baby zu Hause auf der Couch sein Wochenbett genießen und tingelt stattdessen nun unfreiwillig jeden Tag zwischen eigenem Zuhause und Kinderklinik hin und her. Oder man muss selbst regelmäßig zu irgendwelchen Kontrollen zum Arzt, während das Baby zu Hause beim Papa ist. Solche Umstände hinterlassen genauso Spuren wie manche Erlebnisse während der Geburt. Es ist also wirklich wichtig, dass du all die Emotionen nicht einfach herunterschluckst. Denn im Wochenbett durchlebt man sowieso schon ein hormonelles Chaos. Gibt es nun Situationen, die anders laufen als erwartet, kann es schnell dazu führen, dass das

Fass zum Überlaufen gebracht wird. Zack, zerplatzt eine Seifenblase nach der anderen und nicht selten hat man dann wirklich an der Situation zu knabbern. In solchen Fällen ist ein enger Kontakt zu deiner Hebamme superwichtig, denn sie kann vielleicht die Situation an sich nicht ändern, aber sie kann dir hilfreiche Tipps an die Hand geben, dich auf anderen Ebenen noch einmal besser aufklären und dich auch emotional unterstützen.

Ein Wochenbett, das durch den Einfluss äußerer Umstände anders verläuft, als ihr es euch vielleicht ausgemalt habt, bedeutet nicht, dass ihr euch als Eltern anzweifeln müsst, die Bindung zu eurem Kind infrage steht oder, oder, oder ... Man muss einfach – was in der Situation selbst natürlich nie einfach ist – versuchen, trotz aller Gegebenheiten das Beste daraus zu machen. Das Leben läuft nicht immer geradeaus. Eine Geburt verläuft nicht immer nach Lehrbuch. Und so können auch die ersten Tage und Wochen nach der Geburt manchmal anders aussehen, als alle Traumvorstellungen es einem vorspielen.

Wichtig ist es, zu wissen, dass es für (fast) alles eine Lösung gibt. Eure Hebamme wird euch in einem solchen Fall an die Hand nehmen und euch kompetent zur Seite stehen, euch Tipps geben, Hilfe bieten und dafür sorgen, dass ihr trotz eines turbulenten Starts in das gemeinsame Leben euren Weg finden werdet und am Ende möglichst positiv auf die erste Zeit mit Baby zurückblicken könnt.

DER ERSTE BESUCH, EIN CHAOTISCHES ZUHAUSE UND WICHTIGE HILFE

Kaum eine Zeit bietet so viel Konflikt- und Streitpotenzial innerhalb einer Familie wie das Wochenbett. Ein neues Familienmitglied ist geboren und alle können es kaum erwarten, das süße Baby endlich kennenzulernen, im Arm zu halten und am liebsten noch abzuknutschen. In kaum einer Zeit sollte man sich jedoch so sehr zurücknehmen wie in den ersten Tagen nach einer Geburt innerhalb der Familie oder im Freundeskreis. Egal, ob Oma, Opa, Tante, Onkel oder die beste Freundin – niemand, wirklich niemand, hat das Recht, einen Besuch und das Kennenlernen des Neuankömmlings einzufordern. Und niemand, wirklich niemand, sollte es sich herausnehmen, seine eigene Wunschvorstellung über die der frischgebackenen Eltern zu stellen. Ich wiederhole: **Niemand**!

So war es bei mir

Jeder, der mich kennt, weiß, wie heilig mir das Wochenbett ist. Jeder, der mich kennt, hat also von Anfang an respektiert, wie wir darüber denken und damit umgehen. Es war klar, dass im Krankenhaus niemand zu Besuch kommen wird. Damals zu Coronazeiten war nicht sicher, ob Besuch erlaubt ist oder nicht, aber völlig unabhängig davon war für uns klar, dass wir keinen Besuch im Krankenhaus bekommen möchten. Und für uns war klar, dass auch der Besuch zu Hause, vor allem in den ersten Tagen, sehr im Rahmen gehalten wird. Wir haben also vorab mit allen, die überhaupt für einen zeitnahen Besuch infrage kamen – Eltern, Schwiegereltern, Geschwister – offen und ehrlich gesprochen und gesagt, dass wir uns melden und Bescheid geben, wenn wir bereit sind. Und ich denke, gerade weil wir es vorab angesprochen haben, war es für alle Beteiligten so auch in Ordnung.

DU MACHST DIE REGELN

Ich lege daher allen meinen Frauen schon während der Schwangerschaft ans Herz, offen und ehrlich zu sein. Sich mit seinem Partner darüber austauschen, was einem für die erste Zeit nach der Geburt wichtig ist: Nicht jeder möchte beispielsweise komplett auf Besuch verzichten – was auch in Ordnung ist –, es kommt aber darauf an, vorab zu klären, was sich beide Partner wünschen. So kann man verhindern, dass es in den ersten Tagen nach der Geburt direkt zum Streit kommt, weil man sich hier total uneinig ist. Der optimale Fall wäre natürlich, vorab auch mit seinem Umfeld offen und ehrlich zu kommunizieren, was man sich vorstellt – wie man die ersten Tage und Wochen nach der Geburt verbringen möchte:

- »Wir möchten die erste Woche zu Hause nur für uns als Familie haben. Danach sind wir offen für Besuch.«
- »Ihr könnt gern zu Besuch kommen, aber bitte nicht alle auf einmal und bitte nur für eine Stunde, dann brauchen wir wieder Ruhe.«

Es hört sich vielleicht total verrückt an, aber feste Besuchsregeln festzulegen, kann ebenfalls hilfreich sein:

- Besuch wird nicht bewirtet, sondern sollte stattdessen lieber Kuchen oder anderes Essen mitbringen.
- Die Wünsche der frischgebackenen Mutter werden nicht übergangen – auch nicht, wenn der Partner gern mehr Besuch hätte. Die Mutter selbst sollte am besten einschätzen können, wie viel Ruhe sie braucht, und im besten Fall sollte der Partner sie hierin unterstützen. Weder der Besuch läuft weg noch das Baby!

So war es bei mir

Wir hatten also vier Tage nach der Geburt für drei Tage hintereinander Besuch. Jeweils immer nur ein Paar – Eltern, Schwiegereltern, Geschwister – und maximal für zwei Stunden. Jeder hat das so respektiert und akzeptiert und es wurde auch nicht ansatzweise darüber diskutiert oder irgendwas hinterfragt. Jeder, der kam, hat uns etwas zum Essen mitgebracht und es waren wirklich unvergesslich schöne Stunden, die ich keinesfalls missen möchte. Und trotzdem habe ich rückblickend gemerkt, dass es trotz allen Wissens und trotz aller Vorbereitung irgendwie too much war.

Warum ich das erzähle? Weil man in der Situation selbst, auch noch unter dem Einfluss all seiner Hormone, einfach kaum entscheidungsfähig ist. Während ich mittags noch unbedingt Besuch wollte und mich riesig darauf gefreut hatte, war es mir zehn Minuten später viel zu viel und ich bin in Tränen ausgebrochen, weil ich am liebsten mit unserer Tochter allein sein wollte.

DU BESTIMMST, WER DEIN BABY HALTEN DARF

Denn wenn Besuch kommt, kommt der Besuch natürlich nicht deinetwegen, sondern wegen deines Babys. Sowieso ist man gefühlt ab Geburt des eigenen Kindes nicht mehr existent. Da wird auch nur noch das Baby begrüßt und man selbst ist gefühlt Luft. Hahaha, real talk.

Aber zurück zum Thema: So klar man die Besuchszeiten kommunizieren sollte, so klar sollte man auch gewisse Besuchsregeln kommunizieren. Klingt wie das Spiel des Lebens, ist es gefühlt auch. Denn spätestens, wenn sich jeder darum reißt, das Baby doch endlich mal auf dem Arm zu halten, würde man den Besuch am liebsten sofort vor die Tür setzen. Bei uns war klar: Unsere Tochter ist bei uns, und wir geben sie nur dann in andere Hände, wenn wir das möchten und für richtig empfinden. Dass die eigenen Großeltern, die eigenen Geschwister oder die besten Freunde das Baby halten dürfen, steht in der Regel außer Frage. Aber wenn zum Beispiel Arbeitskollegen ankommen und sich gefühlt das Baby unter den Nagel reißen, würde man am liebsten nur noch schreiend davonlaufen – natürlich mit seinem Baby! In Situationen, in denen ich absolut nicht wollte, dass auch nur irgendjemand unsere Tochter ungefragt anfasst oder gar auf den Arm nimmt, war sie einfach safe immer bei mir oder meinem Mann in der Trage. Am Ende ist das die einfachste Möglichkeit, sämtlichen Diskussionen aus dem Weg zu gehen.

REMINDER

Wenn es um Besuch geht, liegt jede Entscheidung bei euch. Nicht bei den Besuchern. Und wenn ihr die ersten zwei Wochen niemanden sehen wollt, dann ist das völlig in Ordnung, sollte nur vorab (also vor der Geburt) offen kommuniziert werden, um hinterher unnötigen Stress zu vermeiden.

LASS DIR HELFEN

Für viele bedeutet **Besuch kriegen** aber auch gleichzeitig, die eigenen vier Wände in ein Museum zu verwandeln. Von diesem Gedanken solltet ihr euch wirklich verabschieden, denn am Ende sorgt es für nichts als unnötigen Stress. Und dabei ist es egal, ob die Oma kommt, die Tante oder eure Hebamme zum ersten Wochenbettbesuch. Wir können sehr gekonnt über jedes chaotische Zuhause hinwegsehen und meistens empfindet man es selbst deutlich chaotischer, als es tatsächlich ist. Der Fokus liegt auf dir und deinem Baby und auf euch als Familie. Und dass in diesen ersten Wochen der Haushalt absolut zweitrangig ist, sollte auch deiner Schwiegermutter bewusst sein. Versuche hier also wirklich, deinen inneren Monk ruhigzustellen und dich auf das Wesentliche zu fokussieren. Routineaufgaben wie Staubsaugen, den Müll rausbringen oder das Bad putzen – also alles Dinge, die man natürlich nicht tage- oder wochenlang links liegen lassen kann – sollte dein Partner übernehmen oder natürlich auch gern die Oma, die unbedingt zu Besuch kommen möchte. Denn die größte Hilfe ist nicht der Besuch, der das Baby kuscheln mag, sondern der, der euch zu Hause unterstützt. Der vielleicht mal frisch gekochtes Essen vorbeibringt oder beim Gehen den besagten Müll mitnimmt. Am Ende sind es Kleinigkeiten, die am meisten helfen.

PAPAAUFGABEN

Und genauso sind es Kleinigkeiten, mit denen der Partner die frischgebackene Mama und sein Baby unterstützen kann. Ein frisch bezogenes Bett, eine warme Mahlzeit zur Couch gebracht oder auch einfach mal eine kleine Nackenmassage können in dieser sensiblen Zeit wirklich von großer Bedeutung sein. Während die Mutter das Baby stillt, kann der Vater danach die Windel wechseln. Wenn das

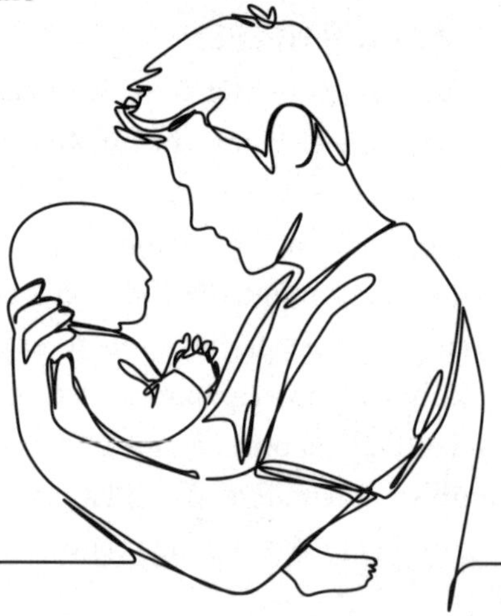

Baby die Flasche bekommt, können Mama und Papa sich bei den Mahlzeiten abwechseln. Bei meinen Hausbesuchen ist das Babybaden beispielsweise grundsätzlich eine **Papaaufgabe.** Denn nicht selten fühlen die Väter sich anfangs auch einfach total nutzlos. Gerade wenn die Mutter stillt, haben die Väter oft das Gefühl, dass sie gar nicht so sehr helfen und unterstützen können, wie sie es vielleicht gern würden. Es ist also gar nicht verkehrt, dem frischgebackenen Papa genauso eine (oder gern auch mehrere) feste Aufgabe(n) zuzuteilen.

REMINDER

Ganz egal, wie du dich sortierst, wie lange du brauchst, um dich in eurem neuen Alltag als Familie einzuleben: Nimm diese Zeit ernst. Gönn dir und euch die Ruhe und Erholung, die du als Mama und ihr als Familie einfach braucht. Macht nicht zu viel, um es hinterher nicht zu bereuen.

Und auch wenn viele heutzutage dazu neigen, an »FOMO« (fear of missing out) zu leiden, so sollte in dieser ersten Phase wirklich nichts wichtiger sein als du, dein Baby und deine Familie. Du musst nicht sofort auf jeder Hochzeit tanzen und niemand wird dir davonlaufen. Weder der Besuch noch dein Baby. Versuch, diese ersten Tage und Wochen so gut es geht im Hier und Jetzt zu sein. Alles andere kommt früh genug wieder. Der Alltag, die unzähligen To-dos und ein voller Kalender. Aber eine Sache, die kommt sicher nicht wieder, und das ist dein Wochenbett.

BREASTFEEDING IS MY CARDIO

Wo fange ich am besten an bei einem Thema, über das so viel und doch irgendwie so wenig zu sagen ist? Vielleicht fange ich damit an, dir das zu sagen, was ich auch seit Tag eins meiner Hebammentätigkeit zu jeder einzelnen meiner Frauen gesagt habe: Ob du dein Kind stillen möchtest oder nicht, ist ganz allein deine Entscheidung. Ich kann dir sämtliche Vorteile aufzählen, kann dir die aktuellen Empfehlungen der WHO auf den Tisch packen und von meiner eigenen Erfahrung berichten – aber am Ende entscheide nicht ich darüber, was du tust, nicht dein Mann und auch nicht die Schwiegermutter, sondern du selbst. Und egal, wofür du dich entscheidest, werde ich dir beratend und unterstützend zur Seite stehen – völlig wertfrei und so, dass du mit deiner Entscheidung am Ende happy bist. Wenn man sich öffentlich zum Thema Stillen äußert und dann noch – wie ich – als Hebamme völlig wertfrei darüber berichtet,

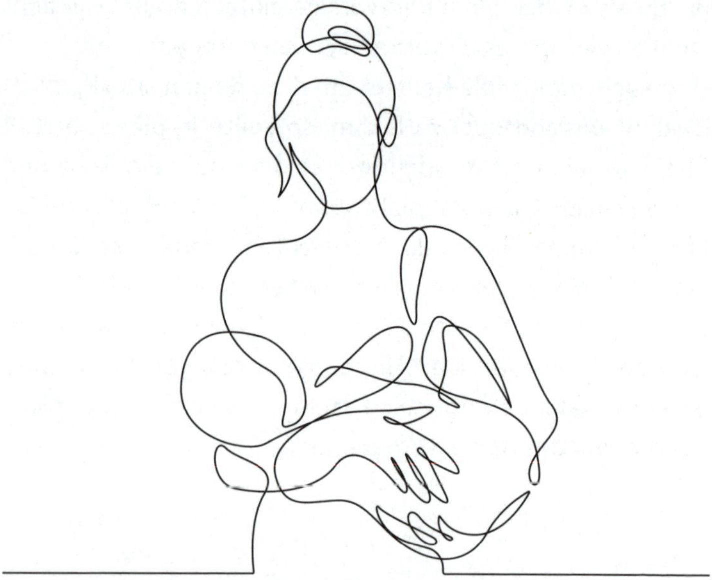

aufklärt und unterstützt (egal, ob man eben stillt oder nicht), muss man aufpassen, dass man nicht vom Gegenwind aller Seiten umgeworfen wird. Was ich mir in den letzten Jahren anhören konnte, weil ich es akzeptiere, dass Frauen sich dafür entscheiden, nicht zu stillen … Das alles passt gar nicht hier in dieses Buch – und soll es auch gar nicht. Stattdessen möchte ich dich ermutigen, deinen Weg zu gehen. Egal, wie dieser aussieht.

MUTTERMILCH IST DAS BESTE FÜRS KIND

Dass Muttermilch das Beste für das Kind ist, steht außer Frage. Dazu gibt es inzwischen ausreichende Belege und Studien. Muttermilch ist als Nahrungsmittel in ihrer Zusammensetzung, die genau auf die kindlichen Bedürfnisse abgestimmt ist, einfach unnachahmlich und somit kommt auch kein Muttermilchersatzprodukt an diese heran. Genau deshalb gibt es auch den sogenannten WHO-Kodex: Ziel des Kodex ist es, zu einer sicheren und angemessenen Ernährung für Säuglinge und Kleinkinder beizutragen, und zwar durch Schutz und Förderung des Stillens und durch Sicherstellung einer sachgemäßen Verwendung von Muttermilchersatzprodukten, wenn diese gebraucht werden. Dies soll auf der Grundlage entsprechender Aufklärung und durch eine angemessene Vermarktung und Verteilung erfolgen.

Wenn du dich dafür entschieden hast zu stillen: herzlichen Glückwunsch. Solltest du für dich entschieden haben, dass du nicht stillen möchtest, gratuliere ich dir auch. Denn am Ende hast du nichts weiter getan, als eine Entscheidung zu treffen, die für euch die richtige sein wird. Und noch mal: Ich kläre immer vollständig auf und schaue bei jeder einzelnen Frau, wieso sie sich dafür entschieden hat, nicht zu stillen. Denn oft sind es tatsächlich falsche Informationen, Horrorgeschichten der besten Freundin oder einfach mangelnde Aufklärung. Aber wenn du auch nach einer ausführlichen Aufklärung der festen Überzeugung bist, dass Stillen für dich keine Option darstellt, dann gibt es nichts weiter zu tun, als dies zu akzeptieren und dich genauso gut und fachgerecht zu betreuen wie all die Frauen, die sich für das Stillen entscheiden.

OB DU STILLST ODER NICHT, BLEIBT ALLEIN DEINE ENTSCHEIDUNG!

Du bist mit dieser Entscheidung keine schlechtere Mama, auch wenn das manche behaupten werden. Niemand da draußen sollte ein Urteil darüber fällen, wenn eine Mutter nicht stillen möchte oder nicht stillen kann! Denn auch das gibt es und wird leider oft völlig unter den Tisch gekehrt: Frauen, die aus unterschiedlichsten Gründen nicht stillen können. Vielleicht ist das Baby zu früh geboren und einfach nicht in der Lage, zu saugen. Vielleicht nimmt die Mutter starke Medikamente, die in die Muttermilch übergehen, und darf deshalb nicht stillen. Vielleicht wurde das Baby adoptiert oder lebt bei Pflegeeltern. Es gibt wirklich zig verschiedene Möglichkeiten, wieso du vielleicht eine Mama siehst, die ihrem Baby die Flasche gibt – und auch dann kann es sein, dass sich darin abgepumpte Muttermilch befindet. Also egal, was es ist, und egal, was du siehst: Niemand sollte diesen Frauen böse Blicke zuwerfen oder das Gefühl vermitteln, sie wären schlechtere Mütter. Denn vielleicht sitzt da eine Mutter, die nichts lieber tun würde, als ihr Baby mit dem Besten zu versorgen, was es gibt: nämlich mit ihrer eigenen Muttermilch. Und trotzdem ist es für sie aus irgendeinem Grund nicht möglich. Wir können also nicht pauschal sagen: Stillen ist das Beste und alles andere geht gar nicht.

Ja, rein auf die Muttermilch bezogen, ist Stillen das Beste – das lässt sich einfach nicht kleinreden –, dennoch ist das Stillen an sich eben nicht immer für alle Frauen, Familien und Lebensumstände das Beste. Wenn es darum geht, das Beste für Mutter und Kind zu wollen, ist es wichtig, nicht nur schwarz und weiß zu denken, sondern individuell und auch mal hinter die Fassade zu blicken. Gleichzeitig ist es in unserem Land leider oft gar nicht so angenehm, überhaupt zu stillen. Es gibt immer noch viel zu viele Menschen, die den Anblick einer stillenden Frau als verstörend empfinden und Cafés, die stillende Frauen regelrecht rausschmeißen. Dass uns Frauen das Stillen an dieser Stelle also alles andere als schmackhaft gemacht wird, erklärt sich von selbst.

STILLEN IN DER ÖFFENTLICHKEIT

Solltest du dir genau deshalb Gedanken machen, wie du es nur anstellen sollst, in der Öffentlichkeit zu stillen, kann ich dir von Herzen nur raten: einfach machen. Am Ende ist es der einzige Weg, dass unsere Gesellschaft irgendwann versteht, dass Stillen das Natürlichste der Welt ist und es keinen Grund gibt, blöd um die Ecke zu schauen. Solltest du dennoch, verständlicherweise, ein wenig Hemmung bei dem Gedanken daran verspüren, kannst du dir immer noch ein ruhiges Plätzchen suchen. Während manche Cafés einen rausschmeißen, gibt es auch glücklicherweise immer mehr Geschäfte oder Einkaufszentren, die sogar extra Stillecken oder Stillräume haben, sodass man dort in Ruhe und ohne irgendwelche Blicke sein Kind stillen kann. Je nachdem, wo du bist, kannst du dich natürlich auch in dein Auto setzen und dort stillen. Ansonsten gibt es große Spucktücher, die sich ideal als Sichtschutz eignen. Diese sind häufig hilfreich, um das Baby beim Stillen ein wenig von der Außenwelt abzuschirmen, sodass es ohne Ablenkung in Ruhe trinken kann.

STILLSTART

Lange bevor es aber darum geht, das erste Mal in der Öffentlichkeit zu stillen, geht es erst einmal darum, überhaupt zu stillen. Der Startschuss dafür fällt meist schon im Kreißsaal und endet nicht selten innerhalb der ersten vier Wochen unter Tränen. Denn während man gefühlt überall immer nur erzählt bekommt, wie unfassbar schön und toll Stillen doch sei, kriegt man in den ersten Tagen (manchmal auch Wochen) nach der Geburt einen kleinen Realitätsdämpfer verpasst. Ja, Stillen kann schön und toll sein. Aber genauso kann Stillen am Anfang erst einmal eine wahnsinnig große Herausforderung sein.

So war es bei mir

Da stand ich zu Hause. In unserem Badezimmer. Vor unserem Waschbecken. Unter Tränen und Schmerzen. Ich sah mich im Spiegel an und wusste genau, was hier gerade passiert. Ich wusste genau, dass das hier gerade total normal ist. Ich wusste genau, dass der Milcheinschuss so unfassbar schmerzhaft sein kann, dass einem die Tränen kommen und man am liebsten sofort alles hinschmeißen würde. Ich wusste aber genauso, dass es gerade keinen anderen Weg geben würde, als erneut anzulegen oder einmalig abzupumpen. Ja, es war der Horror. Während ich also zwischen Brust wärmen und Brust kühlen irgendwie unseren kleinen Piranha anlegte und mir parallel vor Schmerzen auf meinen Finger biss, liefen die Tränen weiter meine Wange hinunter. Das ist er also: der Stillstart. Das, was ich bei meinen Frauen schon so oft miterlebt und begleitet habe. Das, was ich bis heute als meine persönliche Nahtoderfahrung bezeichne. Holy, zum Glück war es das nicht, aber ja, es fühlte sich sehr danach an.

Ich erzähle das hier nicht, um irgendjemandem Angst zu machen, denn ja, es gibt auch andere Fälle: Manchmal geht der Milcheinschuss gefühlt spurlos an einem vorüber und das Stillen ist wirklich von Anfang an easy und entspannt. Die Realität sieht häufig aber anders aus, und genau das finde ich superwichtig zu wissen.

Denn während man sich vielleicht auf das Stillen gefreut hat, auf dieses »Stillen ist so schön und toll«, will man bei einem wirklich schmerzhaften Stillstart am liebsten einfach sofort das Handtuch schmeißen und ist maximal frustriert und verzweifelt.
Mir ist es sehr wichtig, dass du weißt, dass es normal sein kann. Dass Stillen am Anfang eben wirklich herausfordernd ist, viel Geduld, Ausdauer und Durchhaltevermögen braucht und manchmal auch enorm viel Zuspruch und Hilfe von außen. In den meisten Fällen wird es nach wenigen Tagen oder eben manchmal auch erst nach drei bis vier Wochen wirklich, wirklich besser. Besser und einfacher. Denn auch wenn alle immer erzählen, dass Stillen ja das Natürlichste der Welt sei – und das ist es ja auch irgendwie –, muss es dennoch erst mal geübt werden.
Du und dein Baby, ihr müsst erst einmal zueinanderfinden, herausfinden, wie das alles eigentlich funktioniert, welche Position für dich am bequemsten ist, wie das Baby am besten trinken kann, wie lange es trinkt, wie schnell oder langsam es trinkt und, und, und ... Ich vergleiche Stillen gern mit Fahrradfahren. Aufsteigen und losrollen scheint erst einmal relativ easy, aber die Balance zu halten, Kurven zu fahren und gleichzeitig den eigenen Rhythmus in den Pedalen zu finden, so ähnlich ist es auch beim Stillen. Und niemand, der Fahrradfahren lernt, steigt auf das Bike und fährt, als hätte er nie etwas anderes getan. Also auch hier ist es wieder superwichtig, dass du geduldig bist, gnädig mit dir und deinem Baby, dass ihr euch Zeit gebt und vor allem auch Zeit nehmt. Stillen ist wirklich nichts, was von jetzt auf gleich funktioniert, und manchmal, wenn man vielleicht gerade dachte, dass man den Dreh raushat, grätscht die Natur einem dazwischen und bringt alles wieder durcheinander.

HÄUFIGE PROBLEME

Zu wenig Milch, zu viel Milch, einseitig mehr Milch, Milchstau oder eine Brustentzündung: alles Dinge, die beim Stillen auftreten können, von denen einem vorher aber niemand erzählt. Glücklicherweise aber alles Dinge, für die wir Hebammen eine Lösung finden. Solltest du also im Wochenbett davon betroffen sein, dass dein Stillstart etwas holprig verläuft oder hier und da mal ein paar Schwierigkeiten auftauchen, so kontaktiere am besten deine Hebamme und besprich alles im Detail mit ihr. Was du machen kannst, was du ändern solltest, was du ausprobieren könntest und woher der Struggle vielleicht kommt. Aber eins lass dir bereits jetzt gesagt sein: Während das Lehrbuch einen easy peasy Stillstart anteasert, sieht die Realität in den meisten Fällen anders aus. Also gerate nicht in Panik und mach dir auf gar keinen Fall Vorwürfe, wenn es bei dir anfänglich noch nicht so rundläuft, wie du es vielleicht in deinem Freundeskreis schon mitbekommen hast. Es heißt nicht grundlos »Stillbeziehung«. Denn es gehören immer zwei dazu: du und dein Baby. Und eine Beziehung ist nicht immer rosarot und alles Sonnenschein. Eine Beziehung hat Höhen und Tiefen, gute und schlechte Tage. Eine Beziehung bedeutet Arbeit und auch, dass man Kompromisse eingehen muss. Es wird Tage geben, an denen du total zurückstecken musst, und unterbewusst wirst du vermutlich für die gesamte Dauer eurer Stillbeziehung dieses krasse Gefühl von »am Ende kann nur ich helfen« haben.

Denn ja, häufig sind die eigenen Brüste nicht nur die Nahrungsquelle für dein Baby, sondern in Extremsituationen auch der sichere Hafen, den dein Baby braucht, um wieder runterzukommen.

Während der Papa also theoretisch jederzeit die Biege machen könnte, um zum Sport zu gehen oder sich mit Freunden zu treffen, musst du gedanklich jedes Mal erst einmal schauen, ob es zeitlich überhaupt möglich wäre, dir eine Stunde für dich zu nehmen.

GOOD TO KNOW

Es gibt viele verschiedene Lösungsansätze, um Stolpersteine beim Stillen aus dem Weg zu räumen. Speisequark auf die Brüste zu schmieren, um für eine kühlende und entzündungshemmende Linderung zu sorgen, ist während des Milcheinschusses oder auch bei einem akuten Milchstau einer davon. Worüber aber niemand aufklärt: Angetrockneter Speisequark auf den Brüsten ist so ziemlich das Unschönste, was es gibt: Er fängt an zu stinken, bröckelt ab und sowieso ist es eine große Matscherei. Wenn du es dennoch ausprobieren möchtest: Go for it! Ansonsten gilt: Nicht alles passt für jeden, also such dir den Lösungsansatz heraus, den deine Hebamme dir mit Rücksicht auf eure Situation empfiehlt und der sich für dich umsetzen lässt. Dabei ist es egal, ob du wunde Brustwarzen hast, beginnende Rötungen auf der Brust feststellst oder unerklärliche Schmerzen hast. Die Bandbreite an unterschiedlichen Wehwehchen ist groß.

REMINDER

» Egal, wofür du dich entscheidest – stillen oder nicht stillen –, es sagt nichts über deinen Wert als Mama aus.
» Der Stillstart kann extrem herausfordernd sein.
» Hab Geduld mit dir und deinem Baby: Stillen ist Teamarbeit und es braucht Zeit, bis ihr eingespielt seid.
» Nicht jeder empfindet Stillen als etwas total Schönes und Wunderbares und das ist völlig in Ordnung.
» Jegliche Art von Auffälligkeit solltest du zeitnah mit deiner Hebamme besprechen.

NEUES ICH, NEUES WIR. UND PLÖTZLICH SIND WIR ELTERN …

So war es bei mir

Zwei Tage nach der Geburt unserer Tochter war es so weit: Wir wurden entlassen. Nach Hause. Zu dritt. Puh, das war krass. Sind wir doch zu zweit, als Paar, in dieses Krankenhaus hineingegangen und gehen wenige Tage später einfach so als Familie wieder heraus. Von **einfach so** *konnte allerdings keine Rede sein. Emotional war ich komplett überfordert. I mean, wir hatten nun wirklich ein Kind. Dieser kleine Mensch in der Babyschale, mein leerer Bauch und ein Overload an Hormonen. Ich wusste wirklich nicht, ob ich lachen oder weinen sollte. Genau* **das** *war alles, wovon wir je geträumt hatten, und als dieser Moment endlich da war, konnte ich es einfach nicht fassen. Wir haben es geschafft. Kinderwunsch, Schwangerschaft, Geburt und nun sind wir eine Familie. Das alles wirklich zu begreifen, hat lange gedauert und wenn ich ehrlich bin, kann ich es auch heute – zwei Jahre später – noch immer nicht wirklich glauben.*

Wenn du also in dieser Situation bist, mit frisch geborenem Baby, als frischgebackene Familie, kann ich dir nur eins sagen: I feel you! Es ist crazy, wirklich crazy. Und das darf es auch sein. Während ihr bis dato einfach nur Frau und Mann wart, seid ihr nun plötzlich Mama und Papa. Und als wäre das nicht genug, habt ihr nun auch noch die volle Verantwortung für diesen kleinen Menschen. Verrückt, oder? Da geht man zu zweit ins Krankenhaus und kommt zu dritt (oder sogar zu viert) wieder heraus. Da wird aus einem Du und Ich auf einmal ein Wir. Aus einem Paar wird eine Familie. Und glauben kann man es erst einmal nicht. Zu realisieren, dass man nun Mama und Papa und Eltern dieses kleinen Menschen ist, braucht seine Zeit. Manchmal Tage, manchmal aber auch Wochen oder Monate. In seine neuen Rollen hineinzuwachsen, ist ein stetiger Prozess, der aber gleichzeitig auch viel Arbeit an sich selbst bedeutet.

GOOD TO KNOW

Kaum ein Lebensabschnitt ist so einschneidend und existenziell verändernd wie der, wenn aus Frau und Mann Mama und Papa werden. Man sollte also bereits in der Zeit des Kinderwunsches oder aber während der Schwangerschaft darüber sprechen, wie man sich das Leben als Familie vorstellt. Welche Vorstellungen ihr teilt, wie ihr leben möchtet und wie ihr vor allem als Eltern sein möchtet. Dass all diese Vorstellungen am Ende häufig wenig mit der Realität zu tun haben, werdet ihr spätestens dann merken, wenn das Baby auf der Welt ist und euer Familienleben beginnt. Gerade dann ist es aber enorm hilfreich, wenn man als Paar einfach weiß, wo man steht und was man möchte.

ELTERNZEIT: JA, NEIN, VIELLEICHT?

Wenn es für euch infrage kommt – beruflich, finanziell, aber natürlich auch einfach für euch als Familie –, dann nehmt nach der Geburt eures Kindes gemeinsam Elternzeit. Auch wenn die einen der Meinung sind, dass das Baby doch anfangs sowieso nur am Schlafen ist und diese gemeinsame Zeit totaler Quatsch sei – oh nein. Diese gemeinsame Zeit ist unfassbar kostbar. Und wenn man nicht die Möglichkeit hat, gemeinsam Elternzeit zu nehmen, dann kann der Partner vielleicht zumindest ein paar Tage Urlaub oder freinehmen. Sich in seinen neuen Rollen zu finden, gemeinsam einen neuen Alltag zu schaffen, neue Routinen und Abläufe zu gestalten, ist wirklich so, so wichtig. Geht der Mann sofort wieder arbeiten und ist die Frau mit dem Baby direkt komplett allein zu Hause, fehlt häufig das gegenseitige Verständnis für die neue Situation. Ein Baby ist gerade in den ersten Wochen ein absoluter 24/7-Job, und da ist selbst der Gang unter die Dusche für die Mama häufig ein Wettlauf gegen die Zeit, während sich für den berufstätigen Vater der (Arbeits-)Alltag gefühlt überhaupt nicht verändert. Gleichzeitig kann eine gemeinsame Elternzeit auch einfach unfassbar positiv für die Partnerschaft sein. Denn diesen heftigen, neuen Lebensabschnitt so intensiv gemeinsam zu erleben, bringt einen im besten Fall nur noch näher zusammen.

Aber auch wenn ihr diese gemeinsame Zeit, aus welchen Gründen auch immer, nicht haben könnt, sollte das eurem Start als Familie keinen Abbruch tun. Im Gegenteil. Gute Organisation und Absprachen sind hier von vornherein entscheidend, denn auch wenn der Papa vielleicht seinen bisherigen Arbeitsalltag weiterlebt, sollte er den Part, dass nach der Arbeit das Abendessen fertig gekocht auf dem Tisch steht, direkt mal aus seinem Kopf streichen. Gegenseitiges Verständnis ist das A und O. Wir Frauen haben nicht nur das gemeinsame Kind zur Welt gebracht und sind nun Mama dieses kleinen Wesens, sondern wir sind auch noch vollgepumpt mit Hormonen, die vielleicht manchmal dafür sorgen, dass der Partner denkt, er hätte die falsche Frau aus dem Krankenhaus mit nach Hause genommen. Keine Sorge, das wird auch wieder besser! Gleichzeitig dürfen wir Frauen aber auch nicht vergessen, dass das alles für eine Frau und einen Mann einfach zwei völlig unterschiedliche Paar Schuhe sein können. Es ist also okay, wenn dein Mann eine Woche nach der Geburt mal zwei Stunden ins Fitnessstudio möchte, und es bringt absolut gar nichts, ihm das »verbieten« zu wollen. Denn zwei schlecht gelaunte Menschen sind am

Ende immer noch schlimmer als eine frustrierte Mama, weil sie gern auch **einfach mal eben** rausgehen wollen würde, stattdessen aber vielleicht acht Stunden am Tag die Zapfanlage für das Baby ist. Was ich damit sagen möchte: Lasst euch gegenseitig Freiraum. Jeder muss sich erst einmal neu sortieren und neu finden. Bei den einen klappt das besser, bei den anderen vielleicht etwas holpriger. Die Scheidungsrate ist nicht grundlos im ersten Lebensjahr eines Kindes enorm hoch. Einreihen möchte sich da freiwillig jedoch niemand.

Ein Kind zu bekommen bedeutet also nicht nur, ein Kind zu bekommen, sondern ist auch ein riesiger Meilenstein für die Partnerschaft. Passt auf euch auf. Achtet aufeinander. Habt Verständnis für den anderen. Und redet miteinander. Keine Worte sind schlimmer als die, die nicht ausgesprochen werden.

Dass ein Kind eine Partnerschaft verändert, steht absolut außer Frage. Und während manche noch immer denken, ein Kind könnte eine instabile Beziehung retten, werden die meisten bestätigen können, dass ein Kind eine Beziehung eher ins Wanken bringt, wenn sie nicht vorher schon auf einem stabilen Fundament stand. Ein Kind kann alte Wunden wieder aufreißen. Ein Kind kann das Fass zum Überlaufen und Tränen zum Fließen bringen. Aber ein Kind kann auch auf einem stabilen Fundament ein wunderbares Haus bauen. Ein Kind kann so viel Liebe mitbringen und über so vieles hinwegschauen lassen. Der vergessene Müll, die falsch eingeräumte Spülmaschine oder die offen gelassene Tür. Alles potenzielle Scheidungsgründe, wenn man anfängt, aus Kleinigkeiten große Nummern zu machen, sich auf die nervigen Sachen zu stürzen, statt sich auf all das Schöne zwischen den Zeilen zu fokussieren. Hormone lassen einen schnell unfair werden, und die überstrapazierten Nerven des Partners können deutlich schneller reißen. Aber der Blick auf das Wesentliche wird einen immer wieder runterholen und uns klarmachen, was wirklich zählt. Denn wie egal wird der Müll sein, wenn er dir im Wochenbett stattdessen ein warmes Essen ans Bett bringt. Und wie egal ist die falsch eingeräumte Spülmaschine, wenn er das Baby wickelt, während du mal fünf Minuten Ruhe hast. Manch eine wird jetzt aufschreien und sich denken: Natürlich hat er die Windel zu wechseln, wenn ich gefühlt acht Stunden am Tag am Stillen bin. Und ja, im besten Fall sollten solche Dinge Hand in Hand und ohne Lobeshymne erfolgen, aber die Realität im Wochenbett sieht dann meist doch anders aus. Und genau deshalb ist es so wichtig, vorab all diese Dinge mal gehört oder im besten Fall sogar besprochen zu haben.

REMINDER

Seid großzügig miteinander. Seid respektvoll dem anderen gegenüber. Versucht, nicht alles zwischen Schlafmangel und anfänglicher Überforderung Gesagte auf die Goldwaage zu legen. Gebt euch Raum und Zeit für diese riesengroße Veränderung in eurem Leben. In eurer Beziehung.

WER BIN ICH?

MENTAL

Nun bist du also Mama, Mutter, Mum. Kaum zu glauben, aber wahr. Neun Monate lang hattest du Zeit, dich darauf vorzubereiten. Dich gedanklich darauf einzustellen, aber wenn es dann so weit ist, hast du plötzlich das Gefühl, völlig überrannt zu werden. Von diesem Zustand, deinen Hormonen und deinem neuen Titel: MAMA. Da ist plötzlich dieser kleine Mensch, für den man die komplette Verantwortung trägt. Um den man sich nun 24/7 kümmern muss. Dabei würde man nach der Geburt am liebsten schlafen. Und wenn man könnte, direkt drei Tage lang. Aber gleichzeitig ist man so aufgewühlt und kann seine Augen nicht eine Sekunde von seinem Baby losreißen. Es pausenlos anstarren und nicht glauben können, dass es wirklich das eigene Kind ist. Dieses Gefühlschaos zwischen **»Das ist mein eigenes Fleisch und Blut«** und **»Ich kenne diesen kleinen Menschen eigentlich gar nicht«** ist wirklich verrückt. Und es ist wichtig zu wissen, dass das normal ist. In den seltensten Fällen fließen nach der Geburt direkt Tränen der bedingungslosen Liebe. Was häufig so vermittelt wird, ist eine völlig individuelle Reaktion. Solltest du nicht sofort in Tränen ausbrechen, weil du endlich dein Baby im Arm hältst, mach dir keine Sorgen – manchmal muss auch die Liebe zum eigenen Kind erst wachsen.

So war es bei mir

Da lag sie plötzlich. Auf meinem Bauch. In meinem Arm. So zerknautscht und verschmiert. Unser Baby. Wie oft hatte ich diesen Moment vor meinem inneren Auge abgespielt. Wie oft hatte ich mir ausgemalt, wie es sein würde, wenn ich sie zum ersten Mal im Arm halte und dabei in Tränen ausbreche. Die Realität sah aber ganz anders aus.

Nachdem ich morgens früh um vier Uhr noch dachte, sie würde vielleicht gegen Mittag das Licht der Welt erblicken, lag sie keine eineinhalb Stunden später bereits auf meiner Brust. Puh, das ging flott. Zu flott. Denn irgendwie war ich noch nicht so weit, dass sie nun wirklich auf diese Welt kommt. Es klingt verrückt, denn jeder wünscht sich eine schnelle Geburt, aber mein Kopf kam da nicht hinterher. Völlig überwältigt hielt ich sie fest. Starrte sie an und konnte es gar nicht glauben. Die Welt stand still und so auch meine Gefühle. Während ich immer dachte, ich würde komplett in Tränen ausbrechen, war ich wie eingefroren. Eingefroren in diesem Augenblick.

REMINDER

Solltest du im Verlauf deines Wochenbettes das Gefühl haben, dass es dir sehr schwerfällt, eine Bindung zu deinem Baby aufzubauen, dann solltest du dich nicht scheuen, mit deiner Hebamme darüber zu sprechen. Sie kann dir helfen und dir bei Bedarf passende Ansprechpartner vermitteln.

Aber nicht nur die Liebe zum Baby muss vielleicht erst einmal wachsen, sondern auch die Liebe zu sich selbst. Während man neun Monate schwanger war und sich all das irgendwie gar nicht richtig vorstellen konnte, ist man nun binnen weniger Stunden **plötzlich** Mama. Während man bis vor wenigen Monaten nur die Verantwortung für sich selbst trug, soll man ab sofort die Verantwortung für dieses kleine Wesen tragen. Und während man in nächster Zeit versucht, die beste Mutter für sein Kind zu sein, die man nur sein kann, möchte man nebenbei noch die beste Partnerin sein, die beste Freundin und am besten auch noch easy peasy den Haushalt schmeißen.

Dass all das nicht immer so möglich und umsetzbar ist, ist ein langer Prozess des Annehmens. Denn egal, wie sehr man sich an manchen Tagen bemühen wird, man wird es nicht schaffen, gleichermaßen auf alle Bedürfnisse seines Umfelds einzugehen. Vor allem dann nicht, wenn man auch noch an seine eigenen Bedürfnisse denkt, und genau das ist absolut wichtig und existenziell. Denn nur wenn wir selbst auf der Höhe sind, nur wenn wir selbst mit uns im Reinen sind und das Gefühl haben, im Gleichgewicht zu sein, nur dann können wir auch für alle anderen – in erster Linie unser Baby – da sein. Sich also nach der Geburt erst einmal zu sortieren und neu zu finden, ist nicht nur auf Routinen im Alltag bezogen, sondern vor allem auf mentaler Ebene. Prioritäten werden mit einem Mal völlig neu gesetzt, eigene Bedürfnisse hintangestellt und unzählige Dinge, die man früher noch schwer gewichtet hat, rücken auf einmal völlig in den Hintergrund. Nicht selten gehen daran Freundschaften kaputt – jedenfalls dann, wenn das gegenseitige Verständnis nicht groß ist und die Lebenswege einfach zu weit auseinanderdriften. Auch das kann emotionale Spuren hinterlassen. Solltest du in solch eine Situation kommen, kann ich dir versprechen, dass du damit genauso wenig allein bist wie mit allem anderen.

Aber zurück zu dir selbst. Du hast sicherlich schon mal den Spruch gehört, dass nicht nur das Kind geboren wird, sondern auch die Mutter in dir. Dein Kind ist also auf der Welt und du bist nun die Mutter – klingt total logisch und simpel, häufig ist es aber eine riesige Herausforderung. Gerade dann, wenn man merkt, wie der Hase tatsächlich läuft und dass du in kürzester Zeit den Großteil deiner »Wenn ich Mama bin, mache ich das so und so«-Pläne über Bord schmeißen kannst. Nicht selten wirst du das Gefühl haben, maximal überfordert zu sein, weil du vielleicht pausenlos mit dem Gedanken spielst, irgendetwas falsch zu machen. Vielleicht hinterfragst du jede noch so kleine Kleinigkeit – die in der jeweiligen Situation natürlich alles andere als klein wirkt, sondern eher wie ein riesiger Felsbrocken – aus Sorge, du wärst keine gute Mutter. Dieses **Mamasein** macht einfach so unfassbar viel mit einem. Und nichts von alledem passiert von heute auf morgen. Und vor allem passiert nichts von alledem einfach so. Und schon gar nicht fehlerfrei. Nur weil man jetzt Mama ist, heißt das nicht, dass wir fehlerfreie Wesen sind, im Gegenteil. Denn natürlich wird man nicht immer alles richtig machen. Weder in den ersten Tagen und Wochen nach der Geburt noch in drei Jahren und erst recht nicht, wenn unsere Babys irgendwann mal in der Pubertät sind.

Wie oft habe ich anfangs gedacht, ich müsste fehlerfrei sein, alles richtig und möglichst perfekt machen. Bis mir irgendwann bewusst wurde, dass das fernab jeglicher Realität liegt. Meine Tochter soll wissen, dass man Fehler machen darf, und lernen, dass Fehler machen zum Leben dazugehört. Man aus ihnen lernen kann und sie einen am Ende irgendwie weiterbringen.

Niemand ist perfekt. Als Mutter sollte es auch das Letzte sein, wonach man strebt: **Perfektionismus.** Mental gesehen ist das der schnellste Schritt in die pure Unzufriedenheit. Und realistisch gesehen ist es einfach absolut unmöglich. Und egal, ob du dein Kind drei Wochen, drei Monate oder drei Jahre stillst, ob du überhaupt stillst oder gar nicht stillst, ob du es trägst oder im Kinderwagen schiebst, ob du vorwärts oder rückwärts gehst – es spielt keine Rolle für deinen Wert als Mama. Wenn du dich mit anderen vergleichst, hör gleich wieder damit auf. Konzentriere dich auf dich, auf dein Kind und auf euch als Familie.

KÖRPERLICH

Der erste Blick in den Spiegel, nachdem man gerade sein Baby zur Welt gebracht hat, ist ein superverrücktes Gefühl. War doch gefühlt vor zwei Minuten noch dein Baby in deinem Bauch, ist dieser nun leer, weich und wabbelig. Die Gebärmutter erledigt weiter fleißig ihre letzte Aufgabe, und der Wochenfluss läuft fröhlich aus einem heraus. Wow. Vermutlich hat man sich noch nie zuvor so unsexy gefühlt wie in diesen ersten Tagen nach der Geburt.

Schwangerschaftsstreifen zeichnen sich als ewige Erinnerung auf deinem Körper ab, Haarausfall und Hitzewallungen sind hormonell bedingt keine Seltenheit, und auch die zusätzlichen Kilos bleiben einem erst einmal erhalten. Aber egal, wie komisch sich all das anfühlen mag, egal, wie unwohl man sich vielleicht auch teilweise fühlt, denn man ist weder schwanger noch hat man seinen alten Körper zurück (dazu gleich mehr) –, dennoch darf man einfach niemals vergessen, was dieser Körper die letzten neun Monate und vor allem aber in den letzten Stunden geleistet hat. I mean, du hast ein Kind bekommen. Dein Körper hat einfach ein komplettes, vollständiges Leben gezaubert. Natürlich bringt das unheimliche Veränderungen mit sich, körperlich und mental. Und natürlich ist das erst einmal befremdlich, denn niemand konnte sich vorab vorstellen, wie man sich fühlen wird. Wie es ist, wenn dieser große Bauch zwar plötzlich leer ist, man aber trotzdem noch aussieht, als wäre man im fünften Monat schwanger. Und ja, das ist normal. Und ja, das geht wieder weg. Aber nicht heute, nicht morgen und vermutlich auch noch nicht nächste Woche. Was über einen Zeitraum von 40 Wochen gewachsen ist und sich verändert hat – wie zur Hölle soll sich all das nun innerhalb von wenigen Wochen oder am liebsten Tagen wieder zurückbilden!?

Diese Zeit ist emotional eine wirkliche Herausforderung. So viel Neues in so kurzer Zeit. Die Haare vielleicht sechs Tage nicht gewaschen, zwischen den Beinen klemmen dicke Binden und aus den Brüsten, die mal eben um das Dreifache gewachsen sind, tropft fröhlich die Milch heraus. Sich da noch wohl- und vor allem auch schön zu fühlen, ist nicht immer einfach. Aber was es einfacher macht, ist, all das so anzunehmen, wie es ist. Niemand muss im Wochenbett bereits aufgetakelt irgendwo herumlaufen. Auch wenn es in den sozialen Medien häufig als **normal** dargestellt wird, dass man wenige Tage nach einer Geburt bereits über die Kö flaniert, auf den Weihnachtsmarkt geht oder ganz dringend beim Schweden einen neuen Schrank kaufen muss. Nein, nein und noch mal nein. Wer meint, er müsste dies tun, okay, alles Predigen hilft manchmal einfach nicht, aber bitte denkt nicht, dass das **normal** und der Maßstab aller Dinge sei.

Gleichzeitig weiß ich selbst, dass ein gewisses Grundkörpergefühl definitiv positiv dazu beitragen kann, sich wohler zu fühlen. Manchmal kann es also wirklich wichtig sein, sich seinen heiligen Concealer unter die Augen zu schmieren, wenn dieser dann dafür sorgt, dass das eigene Nervenkostüm dicker und das Selbstwertgefühl größer ist. Dennoch möchte ich unbedingt betonen, dass all das im Auge des Betrachters liegt und jeder individuell so handhaben sollte, wie es einem selbst eben guttut. Aber niemand, der zwei Wochen ohne Haarewaschen und Co im Bett verweilt und einfach in seiner Babybubble abgetaucht ist, sollte auch nur ansatzweise als **faul** bezeichnet werden. Wenn ich solche Aussagen mitkriege – und davon gibt es in der weiten Welt des virtuellen Lebens leider mehr als genug –, könnte ich an Ort und Stelle auf mein Smartphone brechen. Körperlich gesehen ist diese maximale Ruhe und Regeneration nämlich das Beste, was man sich selbst (und seinem Baby) antun kann. Dass das nicht immer umsetzbar ist, weil es beispielsweise bereits ältere Geschwisterkinder gibt, steht außer Frage und soll an dieser Stelle auch nicht Thema sein, aber solltest du jemals im Wochenbett das Gefühl haben, dass jemand denken könnte, du wärst faul, dann lass ihn bitte denken, was er will. Du weißt für dich, dass es nicht so ist.

So war es bei mir

Als ich nach der Geburt unserer Tochter das erste Mal in den Spiegel sah, wusste ich grob, was mich erwarten würde. Denn natürlich war mir bewusst, dass der Bauch nicht sofort nach der Geburt komplett verschwindet.
Ich sah also genau so aus, wie jede frischgebackene Mama kurz nach der Geburt. Erschöpft, mit Fünf-Monats-Bauch, dickem Hintern durch die XXL-Binden in meiner Unterhose und mit Milchflecken auf dem T-Shirt. Am Ende der ersten acht Wochen nach der Geburt sah ich dann allerdings – für Außenstehende – schon wieder wie vor der Schwangerschaft aus, nur mit größerer Oberweite.
Wie oft konnte ich mir anhören: Man sieht einfach überhaupt nicht, dass du ein Kind bekommen hast. Wow, du siehst schon wieder aus wie vor der Schwangerschaft. Ja, für die einen mag all das ein Kompliment und eine Wunschvorstellung sein. Für mich war es einfach nur eine weitere Bestätigung dafür, dass man Menschen immer nur vor den Kopf guckt. Denn natürlich war mein Körper nicht derselbe wie vor der Schwangerschaft. Wie denn auch. Meine Beine waren um einiges gewachsen. Meine Brüste sowieso. Meine Haut war butterweich. Und meinen Bauch konnte ich dank überschüssiger Haut wie ein Kissen zusammenknautschen.

Wenn du das nächste Mal also auf der Straße oder in den sozialen Medien jemanden siehst, der acht Wochen nach der Geburt seines Kindes gefühlt wieder aussieht wie vorher: **Es stimmt nicht.** Kein Körper einer Frau ist nach einer Schwangerschaft und Geburt wie-

der derselbe Körper wie davor – auch wenn es auf den ersten Blick den Anschein macht, als wäre dem so.
Und selbst wenn man durch Sport und einen gesunden Lifestyle wieder dahin kommen kann, dass die Haut sich festigt und die zugenommenen Kilos (die auch gern mal bleiben dürfen!) verschwinden, ist man trotzdem nicht mehr die Person, die man vorher war – weder physisch noch psychisch. Und das meine ich in keinem Fall negativ – denn wenn man sich dessen einfach vorab bewusst ist, sich darauf einstellt, sich darauf einlässt und diesen Prozess akzeptiert, dann kann man sein neues Ich völlig anders lieben lernen und sich somit am Ende vielleicht sogar selbst mehr lieben als je zuvor.
Ich bin meinem Körper, vor allem nach dem langen unerfüllten Kinderwunsch und der Aussicht, auf natürlichem Wege kein eigenes Kind bekommen zu können, unendlich dankbar. Dankbar, dass er es entgegen allen medizinischen Erwartungen doch geschafft hat, schwanger zu werden. Dankbar, dass er 40 Wochen lang unserer Tochter einen Raum zum Wachsen gegeben hat. Und dankbar, dass er die Schwangerschaft und Geburt so gesund wie möglich gemeistert hat.
Denn auch das betrachtet man viel zu schnell als viel zu selbstverständlich – kriegen Frauen doch schon seit eh und je Kinder. Und ja, das stimmt. Wie sagte meine Hebammendozentin immer: »Wir sind fürs Kinderkriegen gemacht.« Und ein Stück weit hat sie damit sicherlich recht, dennoch sollte man es nicht für selbstverständlich ansehen. Also sei nicht so streng zu dir selbst, sei nicht so hart deinem Körper gegenüber und gib dir ausreichend Zeit. Für alles.

24/7 MAMA SEIN

Wie lange hat man davon geträumt, es sich ausgemalt und vorgestellt: **das Leben mit dem eigenen Kind.** Und dann, wenn es endlich so weit ist, ist man trotz aller Vorbereitungen, trotz aller Ratgeber, die man gelesen hat, einfach nur überwältigt. Da liegt dieser kleine Mensch, für den man nun 24/7 die volle Verantwortung trägt. 24/7, das bedeutet quasi **pausenlos**. Ohne Pause. Wenn man das liest, wird einem vielleicht anders, man kann es sich aber vor allem nicht vorstellen. Und ja, es ist krass, diese erste Zeit mit Baby. Die ersten Wochen. Die ersten Monate. Vielleicht sogar das gesamte erste Lebensjahr. Es ist anstrengend. Man ist müde. Vielleicht sogar todmüde. Aber der Körper schafft so viel mehr, als man denkt, und die Hormone sorgen nahezu ausnahmslos dafür, dass man morgens wieder seine Augen aufbekommt.

VON SELBSTBESTIMMT ZU FREMDBESTIMMT

Das Schlimmste, was einem passieren kann: so überrascht, überwältigt und überrannt zu sein von diesem neuen Zustand, dass man einfach nicht mehr weiß, wo oben und unten ist. Dann sind die ersten Wochen mit Baby gefühlt unmöglich zu meistern. Aber wenn du vorher schon erahnen kannst, was auf dich zukommen wird, wenn du vorher schon mal von all diesen Dingen gehört hast, die wirklich völlig normal sind, dann wird es dir in der akuten Situation wesentlich leichter fallen, damit umzugehen. Egal, wie müde du bist, egal, wie ausgelaugt und am Ende – denn ja, solche Tage wird es geben. Aber die Tage, an denen du einfach nur dasitzt, dein frisch geborenes Baby anschaust und nicht begreifen kannst, dass das wirklich **dein** Baby ist, werden überwiegen. Dann, wenn du es zulässt – wenn Haushalt und Co egal sind. Wenn der Besuch warten kann und du einfach nur abtauchst in diese kurzfristige Babybubble. Denn auch wenn man es erst einmal nicht glauben kann und die Tage unendlich erscheinen – dieser Zustand hält nicht ewig an. Irgendwann habt ihr einen neuen Rhythmus für euch als Familie gefunden. Ihr habt neue Routinen und Abläufe in eurem Alltag, sodass ihr euch kaum noch vorstellen könnt, wie euer Leben vorher – ohne Kind – war. Während anfangs eine Drei-Minuten-Ruckizucki-Dusche schon einem Spa-Moment gleicht, wirst du irgendwann wieder einen ganzen Tag mit deinen Mädels in der Sauna verbringen können. Und genau das meine ich damit: **Dieser Zustand hält nicht ewig an.** Ich finde das enorm wichtig zu wissen, denn in der Situation selbst fühlt es sich oft so an, als wäre der aktuelle Ist-Zustand nun dein neues Leben, das für immer genau so bleibt. Als wäre das eigene Leben vorbei – als hätte man absolut keine Freiheiten mehr und würde diese auch nie wieder zurückerlangen. Aber genau das ist eben nicht der Fall. Dein Baby kommt auf die Welt und ist maximal abhängig von seinen Eltern. Es ist also normal, dass du in den ersten Tagen, Wochen und sogar Monaten in erster Linie (nur) für dein Kind da bist. Wie oft habe ich in meinen Wochenbettbetreuungen gesehen und miterlebt, wie sehr es die frischgebackene Mama aus den Socken hauen kann, wenn dieser 24/7-Modus über einem aufploppt. Aber wenn man vorher schon weiß, dass das abendliche Date mit dem Mädelsstammtisch in den ersten Wochen und Monaten nach der Geburt erst einmal nicht Prio Nummer eins ist, dann ist es einfach so.

REMINDER

Natürlich ist auch hier jede Frau anders. Aber auch wenn man schwanger noch sagt: »Ach, drei Monate nach der Geburt mach ich wieder dies, das oder jenes«, merkt man erst, wenn das Baby da ist, dass man drei Monate nach der Geburt sicherlich nicht abends mit der besten Freundin laut grölend auf einem Helene-Fischer-Konzert sein wird. Oft schon allein deshalb nicht, weil man sich plötzlich als Mama gar nicht mehr vorstellen kann, sein drei Monate altes Baby für mehrere Stunden »allein« zu lassen – auch wenn es natürlich beim Papa in den besten Händen wäre.

Wenn du also mitbekommst, egal, ob im Freundeskreis oder mal wieder in den sozialen Medien, dass eine relativ frischgebackene Mama irgendetwas macht, was du dir zu diesem Zeitpunkt einfach absolut nicht vorstellen kannst, dann lass dich davon bitte bloß nicht blenden, ablenken oder verwirren. Mach das, was du für richtig hältst. Und nur weil deine Schwester ihre Kinder bereits mit wenigen Wochen für eine Stunde bei euren Eltern abgegeben hat, musst du das nicht auch so machen. Jeder in seinem Tempo und jeder so, wie es sich für einen selbst beziehungsweise für die eigene Familie richtig anfühlt.

Und das ist auf sämtliche Situationen mit Baby übertragbar. Mach nur das, was sich für dich und deine Familie richtig anfühlt. Denn nicht selten hört man ja auch von der Nachbarin: »Wie, mit vier Wochen schläft dein Baby nur bei dir in der Trage? Nicht, dass du es zu sehr verwöhnst und es dann nie wieder woanders schläft.« Also, ich habe noch niemanden gesehen, der sein 18-jähriges Kind in der Trage getragen hat, damit es einschläft. Und ich habe auch noch kein Baby gesehen, das **zu sehr verwöhnt** wurde.

Gedanken, die leider seit Jahren hartnäckig in der Gesellschaft verankert sind. Und gefühlt kann man noch so viel Aufklärung leisten, es wird immer jemanden geben, der von **Verwöhnen** und **Trainieren** sprechen wird.

Aber ein Baby ist kein Hund. Das kann man nicht zu sehr verwöhnen und einem Baby kann man auch nichts an- oder abtrainieren.

Ein Baby kommt auf die Welt und ist erst einmal maximal hilflos. Es braucht seine Mama. Seine Eltern. Und vor allem braucht es **Nähe, Körperkontakt und Liebe.** Und von allem so viel, wie für euch möglich und umsetzbar ist. **Ein Zuviel gibt es hier nicht.** Wenn ihr also euer Baby gefühlt 24/7 tragen möchtet – was eine superhilfreiche Möglichkeit ist, vor allem dann, wenn man bereits Geschwisterkinder hat, die ja auch weiterhin Action erwarten, oder man am Ende des Wochenbettes wieder mit Haushaltskram startet –, dann tragt es halt 24/7. Egal, was andere dazu sagen. Egal, was andere davon halten. Wenn dein Baby es mag und dein Rücken es mitmacht, dann sei happy und mach weiter. Und wenn dann jemand um die Ecke kommt und meint: »Du musst das Baby auch mal ablegen. Das muss doch mal allein schlafen«, kannst du völlig überzeugt und selbstsicher sagen: »Nein, mein Baby darf an beziehungsweise auf mir sein und es muss überhaupt nicht allein schlafen.«

Denn ja, es ist das Normalste auf dieser Welt, dass ein Baby sich anfangs gefühlt überhaupt nicht ablegen lässt. Da möchte man nur mal kurz auf die Toilette gehen und das schlafende Baby so lange mal kurz ablegen, und zack, ist das Baby wieder wach. Oder das Baby ist auf dem Arm eingeschlafen und man möchte nur mal kurz etwas essen und denkt sich: »Hach, schläft ja, kann ich sicher mal kurz ablegen.« In neun von zehn Fällen wird dein Baby wach werden, und dabei ist es völlig egal, ob es nur mal kurz oder etwas länger ist.

Viele Eltern fangen spätestens an diesem Punkt an, sich selbst zu hinterfragen, sich Sorgen zu machen, dass sie etwas falsch machen, und werden früher oder später daran verzweifeln, statt es einfach so anzunehmen. Denn nichts anderes ist in dieser Situation hilfreich. Wenn man jedoch denkt, das Baby müsste wirklich allein liegen, allein schlafen und es wäre nicht normal, dass es jedes Mal sofort wieder aufwacht, auch wenn man es eben nur mal kurz ablegen möchte, dann ist der emotionale Struggle vorprogrammiert, und die eigenen Nerven werden binnen kürzester Zeit maximal strapaziert sein. Wenn man aber weiß, dass diese Tatsache total normal ist und man absolut nichts falsch macht, ist der Umgang mit dieser Situation direkt ein anderer. Es steht außer Frage, dass man in solchen Momenten dennoch mal denkt: »Kannst du nicht zwei Minuten einfach mal allein liegen?« Damit man in Ruhe zur Toilette gehen, duschen oder sich was zum Essen machen kann – aber nein, das kann dein Baby (noch) nicht und das macht dein Baby keinesfalls mit Absicht.

Denn das ist die nächste Stufe, dass einem Gott und die Welt einreden, dass das gerade mal vier Monate alte Baby bereits Dinge mit Absicht und böswilligen Hintergedanken macht. Puh, was für ein riesengroßer Schwachsinn. Kein Baby wacht morgens auf und denkt sich: »Ach, super, heute gehe ich meinen Eltern mal richtig auf die Nerven und schau mal, wie lang deren Zündschnur ist.«

Mal ehrlich: Babys sind maximal hilflos und wollen einfach nur, dass ihre Bedürfnisse befriedigt werden. Und anfangs, das muss man einfach so sagen, wie es ist, sind diese Bedürfnisse so was von gering – Nähe, Wärme, Essen, Liebe ... und trotzdem nehmen sie unfassbar viel Zeit in Anspruch. **Verwöhnen** ist also ein Wort, das du im Zusammenhang mit deinem Baby umgehend streichen kannst. Umgehend streichen kannst du vermutlich aber auch die ein oder andere Wunschvorstellung, die du noch während der Schwangerschaft fleißig verfolgt und spätestens im Wochenbett über Bord geworfen hast. Denn die Realität sieht meist ganz anders aus, als es das Kopfkino einem vorgespielt hat.

- Nein, mein Baby wird auf keinen Fall einen Schnuller kriegen.
- Nein, mein Baby wird auf keinen Fall auf mir oder mit in unserem Bett schlafen.

Wenn man ein Kind bekommt, lernt man unweigerlich, flexibel zu sein. Und flexibel zu sein bedeutet nicht nur, seinen Tagesablauf spontan abzuändern oder seine Pläne platzen zu lassen, sondern vor allem flexibel in seinen Gedanken zu sein.

Mit einem Kind gibt es kein Schwarz-Weiß. Mit einem Kind ist plötzlich alles kunterbunt. Wenn man bis dato sehr strukturiert und wenig farbenfroh gelebt hat, ist das eine extreme Umstellung. Hat man sich doch fest vorgenommen, als frischgebackene Mama seinem Baby in den ersten acht Wochen bloß keinen Schnuller zu geben, weil die eigene Mutter mal irgendwas von einer Saugverwirrung gelesen hat. Und dann steht man mit seinem fünf Wochen alten Baby am Rande eines Nervenzusammenbruchs und gibt seinem Kind unweigerlich nun drei Wochen früher als geplant diesen verdammten Schnuller. Das eigene Gehirn wird dies natürlich umgehend auf das Bad-Mom-Konto verbuchen und das schlechte Gewissen wird einen vermutlich noch eher um den nächtlichen Schlaf bringen als das eigene Baby. Aber worüber sprechen wir hier eigentlich? Du hast als Mama nach einer Lösung gesucht und in dieser Situation das getan, was du in diesem Moment für richtig gehalten hast. Ich würde sagen: Herzlichen Glückwunsch! Denn genau das ist doch unsere Aufgabe als Mama. Das zu tun, was wir für unser Baby als richtig empfinden. Dass das nicht immer nach Lehrbuch ist und auch nicht unbedingt immer den neuesten Empfehlungen entspricht, steht außer Frage, ist aber dennoch völlig in Ordnung. Dass man nun 24/7 Entscheidungen treffen muss, abwägen muss, was man selber möchte, und was man vor allem für sein Kind möchte, ist eine pausenlose Powerleistung für das eigene Gehirn.

Wenn man dann noch links und rechts schaut, lässt man sich viel zu schnell von außen beeinflussen. Von den Kommentaren anderer, von den Dingen, die man irgendwo mal aufgeschnappt oder gelesen hat. Dabei solltest du immer daran denken, dass niemand dein Baby so gut kennt wie du selbst. Niemand kann eure familiäre Situation einschätzen oder beurteilen. Also versuche wirklich immer, trotz anderer Meinungen und dem Druck von außen, bei dir zu bleiben und auf dein (Mama-)Herz zu hören.

REMINDER

Es ist normal, dass man sich erst einmal fühlt, als wäre man maximal fremdbestimmt. Denn ja, erst einmal ist man das auch. Aber: Diese Zeit ist so begrenzt wie die Schwangerschaft und jegliche Art von Freiheit kommt wieder zurück. Nicht heute. Nicht morgen. Aber mit den Monaten, in denen dein Baby älter und somit zu einem Kleinkind wird. Genieß diese intensive Zeit mit deinem Baby, so gut es geht, denn auch wenn du dich nach Spa-Days mit deinen Mädels sehnst (die gibt es ganz sicher auch bald wieder): Diese erste intensive Zeit mit deinem Baby, die wirst du in dieser Form einfach nie wieder haben.

ALL DIE ERSTEN MALE

So war es bei mir

Ich weiß es noch genau, als wäre es gestern gewesen. Der Tag, an dem ich das allererste Mal allein mit unserem Babygirl vor die Tür gegangen bin. Holy, war das aufregend. Gefühlt packt man Sachen ein, die für eine Woche Urlaub reichen würden, obwohl man nur mal eben zum Supermarkt gehen will. Und wenn man fertig ist, könnte man spontan das Land verlassen. Bis man so weit ist, aus dem Haus zu gehen, hat man allerdings schon 20 Schweißausbrüche und 800 Unterbrechungen hinter sich.

NIMM'S MIT HUMOR

Klingt schlimm? Ist es aber nicht. Du musst dich da reinfinden, ein gutes Timing entwickeln und das Allerwichtigste: einfach machen. Egal, wie sehr du dir den Kopf zerbrichst, egal, wie genau du vorab alles durchspielst und wie gut du dich vorbereitest – am Ende kommt es immer anders. Gerade bist du fertig mit Packen und Anziehen, dein Baby ist frisch gefüttert und du bist dabei, es in die Trage oder in den Kinderwagen zu legen, da hörst du ein lautes Geräusch und du weißt: Diese Windel muss jetzt dringend gewechselt werden. Also wieder von vorne, Jacke aus, Kind ausziehen, Windel wechseln und here we go again.

Man muss es einfach mit Humor nehmen und ausreichend Zeit einplanen – dann kann einen vermutlich so schnell nichts aus der Bahn werfen. Und immer dran denken: Du bist nicht die erste Mama, der es so ergeht. In neun von zehn Fällen läuft es so ab und in neun von zehn Fällen denkt man, man wäre damit allein. Bist du aber nicht. Genauso denkt man in vielen Situationen, dass man dies oder jenes dem Baby nicht zumuten kann. In gewissen Situationen magst du damit sogar recht haben – im Alter von sieben

Tagen hat niemand etwas im Möbelhaus zu suchen und mit drei Wochen muss auch keiner über eine Kirmes geschoben werden.

So war es bei mir

Den ersten richtigen Ausflug allein mit unserer Tochter habe ich gemacht, da war sie fast acht Wochen alt. Also nicht einfach nur vor die Türe gehen, eine Runde frische Luft schnappen oder whatever. Sondern so richtig. Mit dem Auto. Einige Kilometer Autobahn. Hin und zurück. Es war crazy. Es war aufregend. Aber ich wusste, dass wird klappen. Auf dem Weg gab es zig Möglichkeiten, im absoluten Worst Case die Autobahn schnell wieder zu verlassen und irgendwo rechts ranzufahren, aber ich war mir sicher, dass das gar nicht nötig sein würde. Und so war es auch.

Manchmal ist es aber auch nur ein Vorwand, weil man sich diese neue Situation nicht zutraut oder Angst hat, zu scheitern oder whatever. Aber Scheitern gibt's hier nicht. Egal, wie es läuft, egal, was kommt und passiert, es könnte auch alles glattlaufen. Und an nichts anderes solltest du bei deinem Vorhaben denken.

Man sollte positiv an die Sache herangehen, sich auf all die ersten Male freuen und nicht alles schwarzmalen und in Sorge sein, dass bei allem das Worst-Case-Szenario eintrifft. Mal im Ernst: Was könnte denn schlimmstenfalls passieren? Dein Baby schreit und lässt sich nicht beruhigen, sodass du deinen Ausflug abbrichst und wieder nach Hause fährst: Ende der Geschichte.

Dein Umfeld, die Gesellschaft, andere Besucher im Café oder Restaurant oder, oder, oder: einfach ausblenden. Es wird immer jemanden geben, der doof guckt, vielleicht sogar jemanden, der einen unangebrachten Spruch loslässt – na und – dafür hast du zwei Ohren: links rein, rechts raus. Meist sind es Personen, die in der Situation selbst nicht besser handeln würden und keine Ahnung haben, dass sie mit ihren Bemerkungen und Blicken noch mehr Stress erzeugen.

GLAUB AN DICH, GEH RAUS, LEB DEIN LEBEN!

Aber was auch immer es ist und was auch immer passiert, das Wichtigste ist wirklich: Glaub an dich. Geh da raus. Leb dein Leben. Mit Baby. Nur so lernst du dein Baby weiter kennen und kannst herausfinden, was ihr braucht, was funktioniert und was man besser sein lässt. All die ersten Male werden verdammt aufregend sein und nicht selten wirst du vermutlich hinterher denken: Holy, warum habe ich mir vorab so viele Gedanken gemacht. Aber auch das gehört dazu und auch damit bist du keineswegs allein. Jede Mama kennt diese Gedanken und keine Mama möchte irgendwas falsch machen. Keine Mama möchte vergessen, die Flasche mitzunehmen. Keine Mama möchte das Spucktuch zu Hause liegen lassen oder, oder, oder. Aber ich verspreche dir: Auch das wird passieren und auch das werdet ihr beide überleben und am Ende nur daraus lernen.

Also trau dich, geh da raus. Mach, was du machen möchtest: mit Kind. Genieß all die ersten Male umso mehr. Egal, wie turbulent und schweißtreibend sie vielleicht verlaufen mögen, am Ende bringt es dich so viel weiter und lässt dich als Mama wachsen.

Am Ende ist es ein Herumprobieren und Auschecken der neuen Lebenslage. Auch wenn viele sagen, dass das Leben mit Kind sich komplett ändert und man nichts mehr machen kann wie früher, so kommt es am Ende auf die Herangehensweise an. Natürlich kann man nicht mehr einfach seine Tasche nehmen, eine Jacke überwerfen und »Ciao«.

REMINDER

Natürlich ist jedes Baby anders. Die einen sind flexibler und entspannter, andere wiederum brauchen mehr Struktur und Ruhe. Das ist aber kein verbreitetes Babywunder, sondern einfach normales Menschsein. Wir Erwachsenen sind genauso gestrickt: Die einen sind völlig entspannt, wenn sie am trubeligen Samstag durch die überfüllte Stadt zwischen zig anderen Menschen geschoben werden. Und andere wiederum meiden solche Ausflüge komplett und bleiben lieber daheim in Ruhe auf der Couch. Wieso sollten also alle Babys gleich sein und mit allen Babys alles gleichermaßen machbar sein? Eigentlich total logisch, dass genau das eben nicht der Realität entspricht.

Sollte also deine Freundin schon mit ihrem drei Monate alten Baby die erste Flugreise antreten und generell easy going ständig irgendwelche Ausflüge starten, dann lass dich nicht davon beirren, wenn du das Gefühl hast, dass so was mit deinem Baby absolut nicht drin wäre.

Aber um beurteilen zu können, welche Sachen mit Baby machbar sind und welche nicht, muss man sie erst einmal ausprobieren. Denn nicht selten denkt man selbst: Nee, geht nicht. Und am Ende geht es doch. Deshalb lass dich hier von deinen Selbstzweifeln und Sorgen nicht leiten und probiere all das aus, wonach dir eigentlich ist. Sollte sich dann herausstellen, dass ein Cafébesuch mit deinem zwölf Wochen altem Baby keine gute Idee war, lässt du es nächstes Mal halt einfach sein. Oder probierst es zu einem späteren Zeitpunkt wieder aus. Denn was anfangs noch nicht möglich ist, ist mit zunehmendem Alter deines Kindes vielleicht gar kein Problem mehr.

GOOD TO KNOW

Vielleicht ist ein Cafébesuch am Nachmittag, wenn eben viele Zeit haben, um ins Café zu gehen, zu trubelig – versuch es dann lieber am Vormittag oder verlege dein Café einfach zu dir oder deiner Freundin nach Hause.

Wir sind beispielsweise früher, in unseren Zeiten ohne Baby, sehr oft essen gegangen. Natürlich wollten wir diesen Lifestyle nicht völlig aufgeben und haben es von Anfang an auch mit Baby gemacht. Und natürlich sind wir nicht mehr erst abends um 19:30 Uhr losgezogen, sondern, wenn es beispielsweise am Wochenende möglich war, schon gegen 17 Uhr – also dann, wenn nicht auch alle anderen vorhaben, ins Restaurant zu gehen. Im Sommer haben wir geschaut, dass wir draußen sitzen können. So war es von Grund auf schon entspannter, weil es die Möglichkeit gab, mit Baby in der Trage umherzulaufen, ohne die anderen Gäste zu stören.

Mit ein wenig Austesten und Flexibilität kann man vermutlich mehr mit Kind machen, als einem manch einer vorab prophezeit. Es gilt also, sich nicht auf das »**Geht nicht**« der anderen zu fokussieren, sondern auf das eigene »**Machen wir einfach mal**«. Und wenn man dann merkt, dass gewisse Dinge doch nicht funktionieren, hat man es wenigstens probiert und weiß nun, was im neuen Leben mit Kind für die eigene Familie gut umzusetzen ist und was vielleicht eher nicht.

MEIN KIND KANN ...

Ist das Baby erst einmal da und hat man dann noch Kontakt zu anderen frischgebackenen Müttern, hat man eigentlich alles, was man braucht, um endlose Vergleiche anzustellen. Spätestens im PEKiP-Kurs wird heiß diskutiert, was das Baby schon alles kann. Und obwohl es gar nicht so leicht ist, sich davon abzugrenzen, sollte man eines immer im Hinterkopf behalten:

VERGLEICHEN IST DER ANFANG DER UNZUFRIEDENHEIT

Denn auch wenn in so einem Kurs vermutlich alle Babys ungefähr gleich alt sind, bedeutet das nicht, dass alle das Gleiche können. Was ein Baby im ersten Jahr alles lernt und kann, wie es sich entwickelt und wächst, ist einfach enorm. Und natürlich gibt es ungefähre Zeitfenster, wie sich ein Baby entwickelt. Dann lernt es sich zu drehen. Dann lernt es zu krabbeln. Irgendwann kommt der erste Zahn, dann geht es in den Kindergarten, steigt zum ersten Mal aufs Rad, kommt in die Schule und zieht aus. Ungefähr so, nur anders. Denn bei jedem Menschen laufen all diese Entwicklungsprozesse, oder gern auch Entwicklungsschübe genannt, anders ab. Und während das Kind links von dir im PEKiP-Kurs vielleicht schon vor sich hinbrabbelt, liegt es aber ziemlich regungslos herum, während das Baby rechts von dir bereits nach den ersten Gegenständen greift und dein Baby vielleicht sogar schon anfängt sich zu drehen. Man merkt ziemlich schnell: Jeder ist anders und jeder entwickelt sich in seinem Tempo. Und genau das sollte man so auch verinnerlichen und sich von allen Diskussionen like »Mein Kind kann ...« fernhalten.

Genauso empfehle ich grundsätzlich, alle Apps zu meiden, die nach Eingabe des Geburtsdatums meinen, sie könnten vorhersagen, wann dein Baby aufgrund eines Entwicklungssprungs schlechte Laune haben wird. In diesen besagten Apps taucht dann vermutlich für ein bis zwei Wochen eine Gewitterwolke auf und in der Mitte dieses Zeitraums erscheint ein Blitz. Genau an diesem Tag soll dein Kind dann entweder maximal schlecht drauf sein oder aber von jetzt auf gleich etwas Neues können. Beides totaler Quatsch, wenn man es realistisch betrachtet.

DEIN BABY ENTWICKELT SICH WUNDERBAR

Natürlich gehen all die Entwicklungen, die ein Baby gerade im ersten Lebensjahr durchläuft, nicht spurlos an einem vorüber. Wie denn auch? Innerhalb kürzester Zeit lernt ein Baby wirklich unfassbar viel und während es nach der Geburt noch maximal hilflos war, wird es am Ende des ersten Lebensjahres vielleicht schon seine ersten Schritte machen und vor dir davonlaufen. Verrückt, oder? Dass dein Baby sich zwischenzeitlich in ein kleines Gewitterwölkchen verwandelt, ist völlig normal. Genauso normal ist es aber auch, dass dies nicht an einem bestimmten Tag passiert. Auch wenn dein Baby gefühlt aus dem Nichts heraus loskrabbelt, so hat es doch bereits Tage oder Wochen zuvor angefangen, genau dies zu üben. Vielleicht wird es dabei mal mehr, mal weniger frustriert sein, weil es vielleicht schon mehr können möchte, als es tatsächlich kann. Vielleicht merkst du deinem Baby aber auch rein gar nichts an, interpretierst seine Laune nicht als Begleiterscheinung der Entwicklungsschritte oder denkst, es war der Vollmond.
Schaut man in den ersten Wochen und Monaten oder auch im ersten Lebensjahr in solche Entwicklungs-Apps, dann wird einem schnell klar, dass demnach das ganze erste Jahr eigentlich ein reiner Schub ist. Und während die meisten sich auf diese grauen, tristen Gewitterwolken fokussieren und dann gern auch über nichts anderes sprechen als »Ach, diese Woche hat mein Baby so schlechte Laune, aber laut App müsste es nächste Woche wieder

besser werden«, sollte man selbst all das doch aus einer ganz anderen Perspektive betrachten: Du hast ein gesundes Kind, das sich wunderbar entwickelt und dazulernt. In seinem eigenen Tempo. Rechts und links zu schauen, bringt niemanden weiter. Bleib bei dir, konzentriere dich auf dein Baby und fokussiere dich auf das Positive. Es wird immer Tage geben, an denen dir das schwerer fällt, und manchmal möchte man einfach nur wissen, wieso zum Henker das Baby den dritten Tag in Folge einfach mit nichts und niemandem zufrieden zu sein scheint. Wenn man dann in gewissen Apps oder Büchern liest, dass mit einem bestimmten Alter ein weiterer Meilenstein erreicht wird, sind viele Eltern beruhigt und entspannter und können die Laune ihres Babys besser einordnen. Es ist daher kein No-Go, in solche Bücher oder Apps zu schauen. Aber bitte nur dann, wenn du die Informationen mit genug Abstand und Verstand filtern kannst und dir bewusst bist, dass es sich dabei nur um grobe Angaben handelt. Sowohl zeitlich als auch von der Entwicklung her hat man mehr Spielraum, als man denkt.

Statt graue Gewitterwolken und grelle Blitze solltest du dir an diesen Stellen lieber die Sonne vorstellen. Ein weiterer Meilenstein, etwas Neues, das dein Baby bald können wird. Wenn wir den Blick neu ausrichten und uns nicht auf das vermeintlich Negative (das vielleicht schlecht gelaunte Baby), sondern auf das Positive (den neuen Meilenstein) fokussieren, sind all diese Phasen viel besser zu ertragen.

ACHTUNG

Solltest du dennoch das Gefühl haben, dass die Entwicklung deines Babys nicht zeitgemäß verläuft, kannst du in jedem Fall den Kinderarzt aufsuchen und dies ansprechen.

SORGEN, ÄNGSTE UND DAS SCHLECHTE GEWISSEN

Man kann es einfach mit absolut gar nichts vergleichen: Schon in der Schwangerschaft hat man zu spüren bekommen, was es heißt, sich Sorgen zu machen. Und während man zu diesem Zeitpunkt noch denkt, dass es besser wird, wenn das Baby erst einmal auf der Welt ist, wird man bald eines Besseren belehrt: Das wird es nämlich nicht. Die Sorgen und Ängste um das eigene Kind sind wirklich nicht von dieser Welt. Und wenn viele sagen, es sei, als würde das eigene Herz außerhalb der Brust schlagen und man würde für sein Kind alles tun, wirklich alles – dann kann ich nur sagen: Das stimmt. Dennoch muss man auch hier, genauso wie während

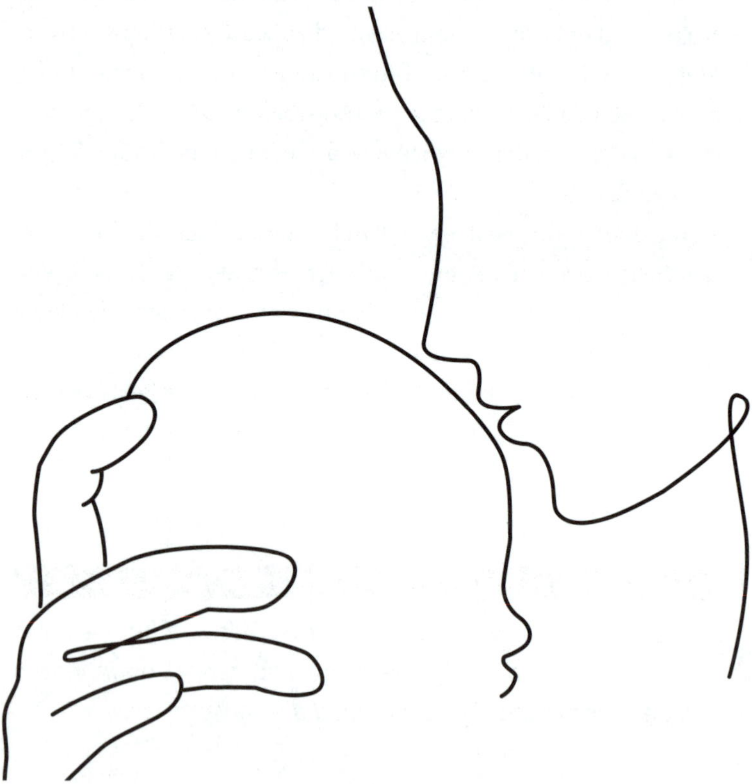

der Schwangerschaft, immer schauen, dass man mit seinen Sorgen und Ängsten nicht in eine negative Spirale abrutscht, die nicht mehr gesund ist.

Man wird nicht verhindern können, auch wenn man es am liebsten würde, dass seinem Kind früher oder später etwas passiert. Dass es krank wird, dass es sich wehtut oder sich sogar verletzt. Und auch dessen muss man sich einfach bewusst sein, bevor man ein Kind bekommt: Diese Sorgen und Ängste wird man nicht mehr los. Denn wie sagt man so schön: »Kleine Kinder, kleine Sorgen, große Kinder, große Sorgen.« Und ich denke wirklich, dass in diesem Satz mehr Wahrheit steckt, als einem lieb ist.

So war es bei mir

In den ersten Wochen nach der Geburt hat es mir natürlich positiv in die Karten gespielt, dass ich als Hebamme wusste, was kommen kann, was normal ist und wann vielleicht eine Kontrolle beim Kinderarzt nötig ist. Ich war also in fast allen Belangen ziemlich entspannt. Bis ich fünf Wochen nach der Geburt einen positiven Covid-Test in der Hand hielt und maximal aus der Welt geschossen wurde. Ich konnte nichts mehr. Nicht aufstehen. Nicht allein trinken. Nichts. Vor allem aber konnte ich mein Baby nicht mehr allein hochnehmen. Ich konnte sie nicht mehr im Sitzen stillen, geschweige denn sie am Wickeltisch versorgen. Und dann war sie plötzlich ganz deutlich da, die Angst um unsere Tochter. Bis heute sitzt mir diese Angst in den Knochen, obwohl ich weiß, dass es eine absolute Ausnahmesituation war.

Sorgen und Ängste sind am Ende nichts weiter als Gedanken in unserem Kopf. Und so schwer es auch manchmal sein mag, müssen wir uns einfach in jeder Situation bewusst machen, dass wir diese Gedanken steuern können. Es ist also superwichtig zu schauen, wo man eigentlich steht. Sind es völlig normale Sorgen und Ängste oder fallen sie teilweise schon aus dem Rahmen? Und wenn ja, woher kommt das? Irgendwann wird der Tag kommen, an dem dein Baby das erste Mal krank wird, einen Infekt bekommt oder einen Kratzer abkriegt. Und irgendwann wird der Tag kommen, an dem man als Mama dabei durchdrehen könnte. Jegliche Art von Leid, mag es noch so klein sein, würde man seinem Kind am liebsten in vollem Umfang abnehmen.

Wie oft habe ich mir gewünscht, dass ich unsere Tochter in Watte packen könnte. Wie oft habe ich mir gewünscht, dass ihr einfach niemals etwas passieren wird. Kein Kratzer. Kein Infekt. Kein Fieber. Nichts. Aber das ist nicht die Realität.

Egal, wie sehr man sein Kind beschützen möchte, es wird nicht funktionieren. Und am Ende gibt man seinem Kind nicht erst Flügel, wenn es auszieht, sondern bereits dann, wenn es die ersten Krabbelversuche startet, auf die Gefahr hin, dass es sich vielleicht anstößt. Der Tag wird kommen, und während man anfangs noch denkt: »Oh Gott, mein armes Baby!«, wird man in einigen Jahren zurückblicken und denken: »Weißt du noch, damals, als sie sich einfach nur die Nase angestoßen hat?« Und vermutlich wird man über sich selbst lachen, wie man damals, im Säuglingsalter, noch glauben konnte, die Sorgen jetzt wären schon die schlimmsten, die man sich machen kann.

Ein Vater von drei Kindern (inzwischen alle erwachsen) hat mal zu mir gesagt: »Ja, diese Sorgen sind wirklich krass. Und die hören einfach niemals auf. Auch nicht, wenn sie erwachsen sind. Ein Kind zu haben ist eine Lebensaufgabe.« Dieser letzte Satz ist so bei mir hängen geblieben, dass ich fast täglich an ihn denke. Ich glaube, er bringt alles auf den Punkt, was es über das Elternsein zu sagen gibt. Aber nicht nur Sorgen und Ängste sind plötzlich immer präsent, sondern auch Schuldgefühle und schlechtes Gewissen.

Der Zwiespalt, dass man unter allen Umständen pausenlos für sein Kind da sein will und anfangs sicherlich auch sein muss, man gleichzeitig aber auch einfach mal fünf Minuten für sich braucht. Das permanente Gefühl, man sei eine schlechte Mama, sobald man sein Kind mehr als zwei Minuten bei der Oma lässt oder den Papa mal mit dem Baby eine Runde spazieren schickt, damit man in Ruhe duschen kann – ohne im Nebenraum das Weinen hören zu müssen, das einen permanent zur Eile antreibt.

SO WICHTIG IST SELBSTFÜRSORGE

Es ist wirklich unglaublich wichtig, dass du dir ganz bewusst Zeit für dich selbst einräumst. Das wird vielleicht nicht in den ersten Wochen funktionieren, aber im Laufe der ersten Monate bestimmt. Und dabei geht es nicht darum, dass du dein Baby – entgegen deines Bauchgefühls – für mehrere Stunden zu Oma und Opa bringst, sondern wirklich nur darum, dass du bewusst an **dich** denkst. Dass du dir einfach bewusst machst, dass es deinem Baby nur gut gehen kann, wenn es auch dir selbst gut geht. Manche Mütter haben im ersten Lebensjahr absolut nicht das Bedürfnis, mal fünf Minuten für sich zu haben, andere Mütter hingegen merken ziemlich schnell, wie wichtig ihnen der Raum für sich selbst ist. Und dann sollte man sich genau diesen auch nehmen, und zwar ohne schlechtes Gewissen. Ohne Zweifel daran, ob man als Mutter noch genügt. Im Gegenteil.

So war es bei mir

Wie sehr hat mich das schlechte Gewissen immer und immer wieder eingeholt. Sah ich doch absolut keinen Grund darin, mein Baby auch nur fünf Minuten abzugeben, damit ich Zeit für mich selbst habe. Bis ich irgendwann aus einem anderen Blick-

winkel auf die Situation schaute. Was möchte ich meinem Kind vorleben? Pausenlos an andere zu denken und sich selbst an letzte Stelle zu setzen? Nein, ganz sicher nicht. Und das hat nichts mit Egoismus zu tun, sondern mit gesunder Selbstfürsorge. Nur wenn es mir gut geht, kann es auch meinem Baby gut gehen.

Für dein Baby bist du die Nummer eins und genau so solltest du dich auch selbst betrachten. Du bist (anfangs) die wichtigste Person für dein Baby, also sollte es deine Aufgabe sein, dafür zu sorgen, dass es der Nummer eins deines Babys auch wirklich gut geht. Es kostet anfangs sicherlich Überwindung und in keinem Fall solltest du dein Baby anderweitig betreuen lassen, wenn du es überhaupt nicht fühlst oder nur machst, weil deine Freundin es mit ihrem Kind genauso gehandhabt hat. Aber noch viel weniger solltest du ein schlechtes Gewissen haben, wenn du dich dafür entscheidest, dein Baby mal für einen kurzen Zeitraum abzugeben. Es wird weder eurer Bindung schaden noch deinem Baby einen Knacks verpassen. Und dennoch verstehe ich es zu gut, dass man all das erst einmal lernen muss.

So war es bei mir

Während ich diese Zeilen hier schreibe, ist meine Tochter bei meinen Eltern – Oma-Opa-Primetime – und obwohl ich weiß, dass sie dort die schönsten Stunden hat und unzählige Marmeladenglasmomente sammelt, habe ich irgendwie ein schlechtes Gewissen. Es wird also vermutlich nie ganz aufhören, aber man kann daran arbeiten und es immer wieder aus dieser Perspektive betrachten: Nur wenn es mir gut geht, nur wenn ich auf mich achte und aufpasse, kann es auch meinem Kind gut gehen und ich für mein Kind eine zufriedene, entspannte Mama sein.

SCHLAF

Eltern verzweifeln nicht selten genau daran: wie, wo und wann ein Baby am besten schlafen sollte. Es gibt kaum ein Thema, das frischgebackene Eltern so sehr beschäftigt wie das Thema **Schlaf.** Wo sollte mein Baby am besten schlafen? Wann sollte es am besten schlafen? Wie sollte es am besten schlafen und wann schläft mein Baby eigentlich durch? Zu diesen Fragen gibt es nicht grundlos ganze Bücher, denn um die gesamte Thematik zu verstehen, zu begreifen und zu verinnerlichen, braucht es mehr als ein einziges Kapitel. Aber es geht nicht nur darum, Antworten zu bekommen:

- » Was ist so besonders am Babyschlaf?
- » Warum brauchen Babys anfangs so unfassbar viel Nähe, um überhaupt in den Schlaf zu finden?
- » Warum bringt es die ersten Wochen und Monate absolut nichts, irgendeine Art von Rhythmus reinbringen zu wollen, geschweige denn, das Baby abends Punkt 19 Uhr ins Bett zu bringen?

In puncto Babyschlaf geht es vor allem auch darum, seinen eigenen Blickwinkel auf das Thema neu auszurichten, alte Muster fallen zu lassen, dem gesellschaftlichen Druck standzuhalten und gleichzeitig seinen eigenen Weg zu finden.

So war es bei mir

Es gibt kaum ein Thema, um das ich mir weniger Gedanken gemacht habe als um den Schlaf unserer Tochter. Und nein, das liegt nicht daran, dass das Thema Schlaf bei uns immer supereasy war, im Gegenteil. Würde ich hier sämtliche Details auspacken, würden manche vermutlich die Hände über dem Kopf zusammenschlagen. Aber darum geht es nicht. Es geht darum, dass ich einfach immer versucht habe, diesem Thema gar nicht so viel Raum zu geben. Natürlich hätte ich mir an manchen Tagen gewünscht, sie würde so easy schlafen, wie andere es teilweise von ihren Kindern behaupten. Und natürlich wäre ich an manchen Tagen auch mal froh gewesen, man hätte sie abends um 19 Uhr ins Bett bringen können und fertig. Aber das ist einfach nicht unsere Realität. Was aber Realität ist, ist folgende Tatsache: Je mehr man selbst möchte, dass das Baby **jetzt** *schläft, umso weniger schläft das Baby* **jetzt** *ein. Ich habe also ziemlich schnell versucht, mich nicht darüber zu ärgern, dass es nicht so lief, wie ich es mir vorgestellt hatte, sondern versucht, die Situation so anzunehmen, wie sie ist und meine Perspektive zu wechseln. Jedes Mal, wenn sie in der Trage geschlafen hat – das war übrigens im ersten Lebensjahr der einzige Ort, an dem sie tagsüber überhaupt geschlafen hat –, habe ich die Zeit genutzt und Schritte gesammelt. Ich habe mir meine Kopfhörer in die Ohren gesteckt, mir einen Kaffee gemacht und bin Runde um Runde um unseren Esstisch gelaufen. Dabei habe ich Podcasts gehört oder Youtube geschaut und die Zeit einfach für mich genutzt. Selbiges habe ich übrigens gemacht, als die Zeit kam, dass ich unsere Tochter abends ins Bett gebracht habe. Während einem halb Instagram ständig auf die Nase bindet, wie anstrengend die Einschlafbegleitung mal wieder war, habe ich einfach seelenruhig neben meiner Tochter im Bett gelegen, in einem Ohr einen Kopfhörerstöpsel mit einer Folge »True Crime«, und habe diese Zeit genutzt, um abzuschalten. Natürlich waren da noch Haushalt und Co, die auf mich gewartet haben, aber ich brauch dir nicht sagen, dass einem die Wäsche leider nicht davonläuft. Man kann also, sofern man sich gedanklich darauf einlässt, sehr gut die Wäsche warten lassen und stattdessen neben seinem Baby liegen und es kuscheln, bis es eingeschlafen ist. Und nein, natürlich hat das auch bei mir nicht sieben Tage die Woche geklappt, dass ich völlig entspannt daneben lag und all meine übrige gebliebenen To-dos vom Tag ignorieren konnte, aber jedes Mal aufs Neues habe ich einfach gemerkt: Sobald ich gestresst bin und möchte, dass unsere Tochter innerhalb von fünf Minuten ein-*

schläft, dauert es doppelt so lange, bis sie überhaupt ansatzweise zur Ruhe kommt. Und egal, wie nervig es an manchen Tagen vielleicht sein mag, wie dankbar kann man sein, wenn man neben seinem Baby im eigenen Bett liegt und im besten Fall gesund ist.

Es hilft wirklich enorm, seinen Blickwinkel auf das gesamte Thema **Schlaf** neu auszurichten. Sich nicht von außen stressen und auch nicht durch die vielen **Einschlafbegleitungs-Storys** verrückt machen zu lassen. Denn bei diesem Thema meint wirklich jeder, er müsse es kommentieren und bewerten, dabei spielt es keine Rolle, wie andere es handhaben oder wo und wie deren Baby schläft. Während es früher normal war, dass man sein Baby direkt nach der Geburt in sein eigenes Bett in einem separaten Zimmer gelegt hat, so weiß man heute zum Glück, dass dies entgegen alle Erkenntnisse der Evolutionsbiologie ist. Sein Baby möglichst im eigenen Bett im elterlichen Schlafzimmer bei 18 Grad Raumtemperatur in einem Schlafsack in Rückenlage schlafen zu lassen – so wie es heute empfohlen wird – ist jedoch auch nicht immer mit der Realität zu vereinbaren. Es ist also wichtig, zu schauen, was wird offiziell empfohlen – gerade in Hinblick auf den plötzlichen Kindstod – und was ist wirklich umsetzbar. Dass man im Babybett auf Kuscheltiere und Kissen verzichtet, ist definitiv umsetzbar. Dass dein Baby nachts aber möglichst im eigenen Bett in einem Schlafsack schlafen soll – nun gut, das ist eine nette, nachvollziehbare Empfehlung – umsetzen lässt sie sich dennoch nicht immer.

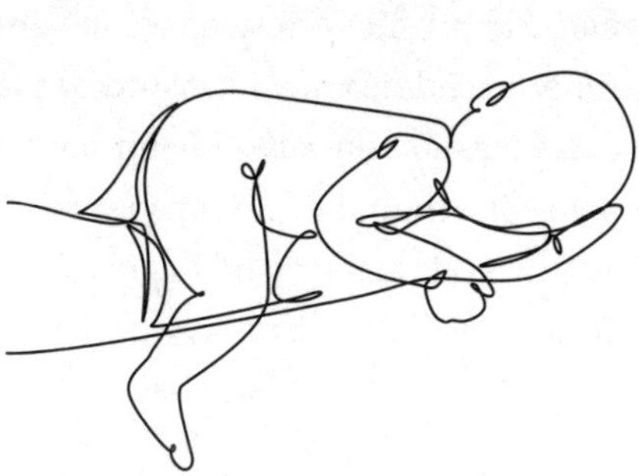

So war es bei mir

Unsere Tochter hat beispielsweise entgegen jeglicher Empfehlungen die ersten vier Wochen nur und ausschließlich auf mir oder meinem Mann geschlafen. Auch nachts. Es war unvorstellbar, sie auch nur zwei Minuten allein neben uns, geschweige denn in ihr eigenes Beistellbett zu legen.

Und so ist es bei vielen Dingen ein Abwägen zwischen Lehrbuch und Realität. Zwischen Empfehlungen und Umsetzung. Zwischen deiner Perspektive und der Perspektive von außen. Denn nicht selten hat man eigentlich einen für sich guten Weg gefunden, wie das Baby schläft, wann das Baby schläft und vor allem auch, wo das Baby schläft. Und dann kommt wieder jemand um die Ecke und meint, einem erzählen zu müssen, was man doch alles anders und vermutlich sogar besser machen könnte.

Hattet ihr einfach eine schlechte Nacht, fällt mit Sicherheit der Kommentar, dass dein Baby in irgendeinem Schub steckt, einen Zahn bekommt oder der Mond voll war. Und ja, irgendeinen Grund wird es sicherlich gegeben haben, so wie es ihn für uns Erwachsene auch gibt. Wie oft müssen wir nachts aufstehen, weil wir zur Toilette gehen, wie oft werden wir nachts wach, weil wir uns herumdrehen oder einen Schluck trinken wollen. Von niemandem wird ein stabileres (Durch-)Schlafen so sehr erwartet wie von einem Baby. Und spätestens wenn wir mal einen Moment lang darüber nachdenken, wie absurd das eigentlich ist, werden wir all diese Fragen von außen beim nächsten Mal gelassener hinnehmen können und vielleicht sogar schlagfertig kontern. Sollte dich also noch einmal jemand fragen, ob dein Baby schon durchschläft, dann spiel die Frage doch einfach mal zurück.

GOOD TO KNOW

Natürlich gibt es, wie bei allem, immer Abweichungen und Ausnahmen. Solltest du also mit der Zeit merken, dass ihr ernsthafte Probleme beim Thema Schlaf habt und ihr als Familie nicht weiterwisst, dann ist es ratsam, sich Hilfe zu holen. Häufig reicht ein Gespräch mit der Hebamme, die gemeinsam mit euch noch einmal schaut, wo man euren Ablauf eventuell optimieren kann oder wie man euch sonst eine Lösung aufzeigen kann. Buchempfehlung: »Drei Jahre ohne Schlaf« von Katharina Meier-Batrakow

REMINDER

Beim Thema Schlaf wird das Außen vermutlich wieder mehr beizutragen haben als du selbst. Es ist also besonders wichtig, dass du dich davon nicht aus der Ruhe bringen lässt.

» Wenn dich jemand fragt, ob dein Baby durchschläft, dreh den Spieß grundsätzlich um und frag, ob dein Gegenüber denn schon durchschläft.

» Bedenke immer, dass ein Rhythmus schön und gut ist, aber nicht das Maß aller Dinge: Steht der Mond schief oder voll oder ist irgendwann der erste Zahn im Anmarsch, sind sowieso jegliche Anfänge eines vermeintlichen Rhythmus direkt wieder über Bord geworfen.

» Informiere dich unbedingt hinsichtlich aktueller Empfehlungen zum Thema Babyschlaf, bedenke jedoch immer, dass nicht jede Leitlinie und nicht jede offizielle Empfehlung auch 100 Prozent realitätskompatibel ist.

BEIKOSTSTART OHNE (BEIKOST-)PLAN

Das A und O im gesamten Beikostgame ist der Blick über den Tellerrand. Wo fange ich an, bei einem Thema, zu dem es nicht nur zig verschiedene Meinungen, sondern auch zig verschiedene Ansätze gibt? Selbst gekocht oder gekauft? Breifrei oder mit Brei? Oder ein Mix aus allem? Wie zur Hölle soll man da den Überblick behalten und sich am Ende auch noch für das entscheiden, was man für sein Kind als richtig empfindet? Fängt man dann noch an, seine Gedanken im Bekannten- und Freundeskreis zu teilen, fliegen einem schneller Karotten und Pastinaken um die Ohren, als man gucken kann. Seinen eigenen Weg zu verfolgen, ist gar nicht so einfach.

Aber fangen wir vorne an, denn erst einmal muss man im Gewusel dieses Mysteriums seinen eigenen Weg finden. Oder zumindest wissen, in welche Richtung man gehen möchte. Genau dafür gibt es Beikostpläne. Aber wie schon mehrfach erwähnt, sind Pläne und das Leben mit Baby einfach nicht besonders gut kompatibel. Das ist nichts weiter als vergebliche Liebesmüh und das wiederum sorgt nur für Frust und Enttäuschung auf allen Ebenen. Es gilt also, einen Weg zu finden, der für alle Beteiligten der richtige sein könnte, ohne zu viel zu planen. Ganz egal, welchen Weg man gern gehen möchte, es können Stolpersteine (das Kind hat einfach keinen Bock) darauf liegen, es können unerwartete Abzweigungen (Krankheit, Zähne und was es sonst noch alles gibt) auftauchen und auch die äußeren Umstände (vergessen, das Lieblingsgläschen zu kaufen) können immer wieder Einfluss auf seinen weiteren Verlauf nehmen. Wenn du also gerade begonnen hast, dich mit diesem Thema auseinanderzusetzen, solltest du immer im Hinterkopf haben, dass hier einfach gar nichts nach Plan läuft – und das ist normal. **Beikostpläne** sind super zur Orientierung. Wann und wie sollte man starten und worauf sollte man grundlegend achten. Genauso kann dir hier aber auch eine Beikostberatung deiner Hebamme helfen. So könnt ihr gemeinsam am besten schauen, welche Richtung für euch die optimale sein könnte. Wenn du bereits mitten im Beikostgame bist, kommen dir all diese Dinge wahrscheinlich bekannt vor. Verzweiflung, Frustration und Hilflosigkeit können da gern mal aufploppen – fragt sich am Ende nur, wofür? Oder besser gesagt warum? Weil ein Beikostplan sagt, dass man zuerst Möhre geben und unbedingt mit dem Mittagsbrei starten sollte? Oder weil die Nachbarin erzählt, dass sie das bei ihrem Kind aber ganz anders handhabt? Egal, was du liest und was du hörst, als allererstes solltest du auf dein Kind und dein Bauchgefühl hören. Wenn man sein eigenes Kind beobachtet, sich darauf fokussiert und nicht immer wieder rechts und links schaut, wird man ziemlich schnell herausfinden, was geht und was nicht. Was angenommen wird und was komplett abgelehnt wird. Womit man experimentieren kann und was man lieber sein lässt. Du gibst eine Richtung vor, aber dein Kind entscheidet am Ende, welchen Weg es geht. Und solange dieser Weg für euch passt und dein Kind weiterhin gut zunimmt und regelmäßig ausscheidet, spricht nichts dagegen, von den vorgefertigten Beikostplänen mal hier und da abzuweichen. Dass man einem sieben Monate altem Baby keine Peperonipizza in die Hand drückt, versteht sich von selbst. Aber ob du mit Möhre anfängst oder einfach mal ein Obstgläschen ausprobierst, ist am Ende des Tages vollkommen wurscht. **Das A und O im gesamten Beikostgame ist der Blick über den Tellerrand hinaus.** Und dass man sich – wie so oft – nicht von Gott und der Welt aus der Ruhe bringen lässt.

So war es bei mir

Als das Thema Beikost bei uns aufkam, war unsere Tochter siebeneinhalb Monate alt. Also habe ich fleißig Möhrenbrei gekocht. Ihn in Eiswürfelportionierer gefüllt und eingefroren. Der Start verlief langsam, mühsam und seeehr schleppend. Aber mir war es egal. Wer siebeneinhalb Monate nur gestillt wurde und nichts anderes kennt, schreit natürlich nicht direkt laut Juhu und futtert Löffel für Löffel selbst gekochten Möhrenbrei.

Mir war bewusst, dass das normal ist, und ich probierte es nach einiger Zeit mit einem gekauften Gläschen. Aber auch hier war es alles andere als Liebe auf den ersten Blick. Ich stillte also weiter und probierte immer mal wieder hier und da einen Löffel Brei aus. Selbst gekocht. Gekauft. Möhre. Kartoffel. Mittags. Morgens. Abends. Es war ganz egal. Es wurde lieber bei Mama getrunken, als auch nur ansatzweise mehr als zwei Löffel dieser komischen Pampe zu futtern. Und ich konnte es verstehen. Sehr gut verstehen. Irgendwann habe ich gedacht: Beikostplan hin oder her, wenn auf einem Obstgläschen »ab dem fünften Monat« draufsteht, kann ich es ihr mit ihren inzwischen fast neun Monaten ja entspannt anbieten … und natürlich kann man das. Dafür muss ich kein Hebammenwissen haben und auch nicht noch kurz vorher eine Online-Fortbildung zum Thema absolviert haben. Am Ende genügen einfach ein wenig Menschenverstand und das eigene Bauchgefühl, um das zu tun, was für das eigene Baby richtig ist.

Ich war mir sicher, sie würde es lieben. Also bekam unsere Tochter ihren ersten Löffel eines gekauften Obstgläschen. Und seit diesem Tag gibt es gefühlt nichts, was sie lieber isst als das. Und ja, an manchen Tagen ist es bis heute tatsächlich das Einzige, was sie isst. Und genau an diesen Tagen bin ich froh, dass sie überhaupt etwas isst.

Was ich damit sagen will: Stress dich nicht unnötig und lass dich nicht von anderen stressen. Kinder sind einfach unterschiedlich, und ein einziger Plan funktioniert niemals für all diese kleinen Individuen gleichermaßen. Versuche also unbedingt, nur auf euch zu schauen. Auf dein Baby und auf euch als Familie. Bei uns gibt es beispielsweise keine festen Essenszeiten. Und auch den Brei zu Beginn gab es dann, wenn es eben passte. Wenn ich um elf Uhr stille, kann ich nicht erwarten, dass meine Tochter mit einem Riesenkohldampf mein angebotenes Gläschen verputzt, nur weil die Uhr gerade zwölf Uhr Mittag schlägt. Flexibel zu sein und nicht straight nur einen einzigen Weg – nach irgendeinem Beikostplan – zu verfolgen, wird am Ende nicht nur dich entspannen, sondern vermutlich auch deinem Baby mehr Freiraum geben.

REMINDER

Beikostpläne sind eine gute Orientierung, wenn man ins Beikostgame einsteigen möchte. Noch viel besser ist jedoch eine direkte, individuelle Beratung durch deine Hebamme. Und das Wichtigste ist einfach:

» Flexibel sein und nicht zu viel rechts und links schauen.
» Dein Baby nicht mit anderen vergleichen, jeder hat ein anderes Essverhalten.
» Dich selbst nicht unnötig stressen, weil du denkst, dein Kind müsste doch – laut irgendwelchen Leitlinien – viel mehr essen.
» Solltest du dennoch das Gefühl haben, dass das Essverhalten deines Kindes auffällig ist oder du dir diesbezüglich ernsthafte Sorgen machst, dann scheu dich nicht, deine Hebamme oder den Kinderarzt zu kontaktieren.

WILLKOMMEN IM MAMA-UNIVERSUM

In kaum einem Lebensabschnitt wird einem so viel Druck von außen gemacht wie bei der Familiengründung. Schon während der Schwangerschaft ist es kein Geheimnis, dass alle um einen herum meinen, alles besser zu wissen. In dieser Phase denkt man: »Schlimmer geht nicht.« Und dann ist man plötzlich Mama und merkt: »Okay, schlimmer geht doch.« Denn spätestens, wenn das Kind ein paar Wochen alt ist, meint wirklich jeder, er müsse jede noch so kleine Situation kommentieren, analysieren und bewerten. Und während alle Eltern nur versuchen, ihr Bestes zu geben, hat gefühlt jeder andere genau daran Zweifel. Sich all die ungebetenen Kommentare nicht allzu sehr zu Herzen zu nehmen und nicht von seinem eigenen Weg abzukommen, ist dabei gar nicht so einfach, dafür aber umso wichtiger.

ES GIBT KEIN RICHTIG ODER FALSCH ...

Es gibt heutzutage unzählige neue Erkenntnisse, Forschungen, Studien und Erfahrungswerte. Und aus diesem riesigen Wissen kann man sicherlich wichtige Dinge für sich mitnehmen. Aber alles individuell und eben so, wie es zur eigenen Familie und den persönlichen Lebensumständen passt. Was für deine Nachbarin total hilfreich und gut sein mag, muss für dich und deine Familie absolut nicht der richtige Weg sein. Deshalb ist der Weg deiner Nachbarin noch lange nicht der falsche, aber er ist eben nicht deiner. Wenn du also doch mal ein wenig mehr nach links oder rechts schaust, in deinem Umfeld vielleicht anfängst, zu vergleichen oder dich auch einfach nur mit anderen Mamas auszutauschen, dann bedenke dabei immer, dass es kein Richtig oder Falsch gibt.
Es gibt heute so viele vermeintliche Trends, die zum Großteil durch die sozialen Medien ausgelöst werden, und nicht selten ist man dadurch derart überfordert, dass man am Ende gar nicht mehr weiß,

was man eigentlich will und was nicht. Und auch wenn jeder natürlich machen kann, wie er mag, und jeder all diesen Trends nachgehen kann, wenn er das möchte, so habe ich in unzähligen Betreuungen erlebt, wie extrem diese Vorgehensweise frischgebackene Mamas und Eltern stresst. Wie sehr man sich von all diesen Dingen unter Druck gesetzt fühlt und wie sehr das eigene Bauchgefühl dabei schlichtweg verloren geht. Denn statt sich darüber klarzuwerden, was man selbst möchte und für richtig hält, lässt man sich viel zu schnell von all den Dingen da draußen beeinflussen und stellt seine eigenen Wertvorstellungen infrage.

Man fängt an, alles zu vergleichen: Wer fährt welchen Kinderwagen, wer trägt welche Trage? Ach, und dann geht das Kind entweder **schon** mit einem Jahr zur Tagesmutter oder **erst** mit drei Jahren in den Kindergarten. Es spielt absolut keine Rolle, **was** du tust, und **wie** du es machst, ich verspreche dir, da draußen wird mindestens einer herumlaufen, der etwas dagegen einzuwenden hat. Also verabschiede dich am besten direkt von dem inneren Druck, alles richtig machen zu wollen, damit niemand auch nur ansatzweise komisch guckt oder dir einen Kommentar drückt. Es wird nicht funktionieren. Und das ist auch okay. Denn du bist nicht Mama geworden, um der Gesellschaft oder deinem Umfeld irgendetwas zu beweisen. Du bist nicht Mama geworden, um all die neuesten (pseudo-)wissenschaftlichen Erkenntnisse direkt in die Tat umzusetzen, auch wenn man das Gefühl vermittelt bekommt, auf jeden Zug aufspringen zu müssen, um eine gute Mutter zu sein. Das ist aber weder nötig noch möglich.

Also bleib bei dir und deinem Bauchgefühl und lass dich nicht von deinem Weg abbringen!

IST DEIN GLAS HALB VOLL ODER HALB LEER?

Ebenso solltest du dich nicht davon anstecken lassen, wenn alle um dich herum anfangen, all die vermeintlichen Schattenseiten des Mamaseins in den Vordergrund zu rücken. Da wird selten betont, wie schön das Leben mit Kind ist, wie bereichernd und erdend es sein kann. Stattdessen hört man überall nur noch, wie anstrengend das Elternsein ist und wie sehr man plötzlich in seinem gesamten Tun und Sein eingeschränkt wird. Und ja, natürlich ist das Leben mit Kind kein Zuckerschlecken – 24/7 on fire zu sein und diese unfassbaren Sorgen und Ängste auszuhalten, **ist** anstrengend, ja! Aber es wird das Leben mit Kind nicht leichter machen, wenn man sich nur noch darauf fokussiert und all die Herausforderungen als große Berge ansieht, vor denen man ständig zum Stehen kommt, weil man gar keine Kraft mehr hat, sie zu erklimmen.

Weshalb wir das Elternsein als anstrengend und herausfordernd empfinden, liegt meist nicht an unserem Kind, sondern an uns selbst. An unseren Vorstellungen, unserer Vergangenheit oder unseren Erwartungen verschiedenen Situationen gegenüber. Es gilt also viel mehr zu schauen, woher das **Warum** kommt, anstatt sich auf diesem Zustand einfach auszuruhen oder sich sogar hineinzusteigern. Den Blickwinkel auf die Situation neu auszurichten, wird dir langfristig helfen, jede noch so anstrengende Situation entspannter anzugehen.

TIPP

Wenn du also das nächste Mal nachts wach wirst, weil dein Baby dich braucht, und du eigentlich nur schlafen möchtest, weil du gefühlt deine Augen gar nicht auseinander bekommst, dann fokussiere dich nicht auf Gedanken like:

» Oh Gott, ich bin so todesmüde ...
» Ich will einfach nur schlafen.
» Der ganze Tag ist morgen im Arsch, weil ich heute Nacht fünf Mal aufgeweckt wurde.

Sondern schau dir die Situation einfach mal aus einer anderen Perspektive an:

» Ich liege zu Hause in meinem Bett mit meinem gesunden Baby.
» Mein Baby hat es vermutlich viel mehr gestresst, nicht gut schlafen zu können, als mich selbst.
» Morgen früh mache ich mir als Erstes einen leckeren Kaffee, dann wird der Tag schon gut.
» Die nächste Nacht kann nur besser werden.

Trotzdem kannst du deiner Mama-Freundin am nächsten Morgen schreiben, wie ätzend eure letzte Nacht war, wie anstrengend es war und dass du deine Augen heute Morgen gefühlt kaum auseinanderbekommst. Aber es geht schlichtweg um die Grundeinstellung. Um deine **innere Haltung** solchen Situationen gegenüber: Ist dein Glas halb voll oder halb leer? Und ich verspreche dir, egal, worum es sich dreht, und auch wenn die Umsetzung nicht immer einfach ist und sicherlich ein Stück weit Arbeit bedeutet, das Leben mit halb vollem Glas lebt sich deutlich leichter, entspannter und schöner als eines, bei dem das Glas halb leer ist.

So war es bei mir

Als ich mit unserer Tochter im ersten Lebensjahr einen PEKiP-Kurs besucht habe, wurde bei jedem Treffen am Anfang gefragt, wie denn die letzte Woche war, wie die Nächte aktuell sind und ob es sonst irgendwas Neues gibt. Und während neun von zehn Frauen ausnahmslos all die Dinge aufgezählt haben, die vermeintlich negativ waren, habe ich ausnahmslos all die Dinge erwähnt, die das Leben mit Kind einfach aus einer völlig anderen Perspektive zeigen. Und das bedeutet nicht, dass ich nachts mehr geschlafen habe oder weniger wach war, im Gegenteil, wenn ich gehört habe, wie selten die Babys der anderen Mütter nachts wach wurden, hätte ich eigentlich am Rande der Verzweiflung stehen müssen. Denn nachts achtmal innerhalb von sieben bis neun Stunden aufgeweckt zu werden, zu stillen, zu kuscheln ... war so ziemlich unser völlig normaler Durchschnitt. Ob das anstrengend war? Und wie. Ob ich morgens manchmal meine Augen nicht aufbekommen habe? Safe, ja! Aber nichts, kein Meckern, kein Motzen, kein Jammern oder Sichaufregen und Abgefucktsein, hätte auch nur irgendetwas an dieser Situation geändert. Ich war jede Nacht froh, in meinem eigenen Bett zu liegen und nicht mit unserer Tochter in der Kinderklinik zu sein – denn auch das hatten wir bereits hinter uns. Also habe ich wirklich jeden einzelnen Tag versucht, dankbar zu sein, und mich trotz anstrengender Nächte auf einen neuen Tag mit meinem Baby gefreut.

MAMASEIN IST WIE FAHRRADFAHREN

Man könnte es wieder mit dem Fahrradfahren vergleichen. Stell dir vor, du hast dir jahrelang ein Fahrrad gewünscht. Vielleicht musstest du lange dafür sparen, um dir endlich ein eigenes Fahrrad zu kaufen. Und dann, eines Tages, hast du endlich dieses Fahrrad bekommen, fährst los und merkst: Der Sattel zwickt ... das Fahrradfahren ist total anstrengend ... die Sonne blendet ... der

Lenker ist zu tief … und so weiter … Vermutlich würde das kein Mensch machen, sondern sich freuen, endlich dieses Fahrrad zu haben. Und all die Dinge, die vielleicht noch nicht optimal sind, wie beispielsweise der Lenker oder der Sattel, würde man beginnen zu optimieren. Wenn die Sonne blendet, würde man sich eine Sonnenbrille aufsetzen, und dass Fahrradfahren anstrengend sein kann, weiß man in der Regel schon vorher … Dann startet man mit leichten Strecken, fährt immer mehr und irgendwann wird es einfacher. Und genauso ist es vereinfacht dargestellt auch mit einem Baby. Dass die Umstellung auf ein Leben mit einem eigenen Kind erst einmal anstrengend ist, kann man sich im vollen Ausmaß vorher zwar nicht vorstellen, aber vielleicht erahnen. Elternsein funktioniert nicht von heute auf morgen, sondern das braucht Zeit und Übung. Und wenn es Situationen oder Lebensumstände gibt, die zwicken, kann man versuchen, diese zu optimieren.

ES KOMMT AUF DIE POSITIVE GRUNDHALTUNG AN

Letztendlich kannst du also nicht nur in Bezug auf deine Schwangerschaft, die Geburt oder die Zeit mit deinem Baby, sondern auf dein gesamtes Leben eine andere (positive) Grundhaltung einnehmen und Dinge aus einer völlig neuen Perspektive betrachten. Vielleicht wird es dir in manchen Bereichen leichter fallen als in anderen, und mit Sicherheit wird es Tage geben, an denen du das easy umsetzen kannst, und Tage, an denen es dir deutlich schwerer fällt – auch das ist normal. Aber wenn dein Glas, das bisher meistens halb leer war, nun häufiger halb voll ist, wird dein Leben und das Mamasein spürbar an Qualität gewinnen.

DANKE

Mein größter Dank geht an unsere Tochter. Ohne sie wäre ich wahrscheinlich niemals auf die Idee gekommen, dieses Buch zu schreiben. Ohne sie hätte ich vielleicht niemals erkannt, wie wichtig es ist, sich selbst zu vertrauen und seinen eigenen Weg zu gehen.

Danke an Kathi, ohne die ich niemals den Kontakt zu GU hätte herstellen können. An dieser Stelle danke **an Petra,** die von der ersten Sekunde an meine Idee geglaubt hat und mein Herzensprojekt hat wahr werden lassen. Und danke **an Franzi**, die diesen Weg mit mir gemeinsam bis zum Ende gegangen ist.

Danke an meinen Mann, der viele Stunden ohne mich verbringen musste, weil ich im Schreiben versunken bin. Der sich in der Zeit besser denn je um unsere Tochter gekümmert hat und mir den nötigen Freiraum gab, meinen Traum wahr werden zu lassen.

Danke an meine Eltern, die unserer Tochter während der Zeit des Schreibens die schönste Oma-Opa-Prime-Time beschert haben, sodass ich möglichst ohne schlechtes Gewissen dieses Buch schreiben konnte.

NACHWORT

Dieses Buch war vielleicht anders, als du es erwartet hast. Es ist sehr ehrlich, aber vor allem offen und kommt von Herzen. Ich habe dich durch deine Schwangerschaft, Geburt und Babyzeit begleitet und dich hoffentlich in deinem Tun bestärkt. Darin, auf dein Bauchgefühl zu hören und auf dich und deine Fähigkeiten als (werdende) Mama zu vertrauen. Dir deutlich gemacht, dass du nicht auf jeden Zug aufspringen und nicht jeden Trend verfolgen musst.

Ich wünsche dir sehr, dass das Außen dich nicht zu sehr beeinflusst, dass du deinen eigenen Weg findest und, wann immer du magst, auf dieses Buch zurückgreifst.

Denk immer daran: Du bist gut genug, so wie du bist. Mit all deinen Möglichkeiten und Kapazitäten und all deinem Willen, jeden Tag das Beste zu geben. Für dich, dein Kind und eure Familie.

Von Herzen alles Liebe für dich, dein Baby und deine Familie. Ich bin mir sicher, ihr macht das wundervoll – genau so, wie es für euch richtig ist.

Alles Liebe,
Mone

EMPFEHLUNGEN

@hebammenkonsum

Bei meiner lieben Kollegin Kathrin von @hebammenkonsum findet ihr in ihrem OnlineShop www.hebammenkonsum.de alles von Kinderwunsch bis Babyzeit. Große Empfehlung, wenn es um sämtliche Produkte geht, welche man auf dem Weg zum Mamasein und später mit Baby braucht.

@thefabulousfranzi

Franzi ist Krankenschwester und setzt sich unermüdlich für die Pflege ein. In ihrem Buch »I'm a nurse« gibt sie tiefe und sehr realistische Einblicke in den Beruf und unser Gesundheitssystem.

@larsamend

Lars' Bücher »It's all good« und »Why not« haben definitiv positiv dazu beigetragen, dass mein Glas grundsätzlich halb voll ist.

@kids.doc.de

Für alle, die ihn auf Instagram noch nicht kennen: Der Kids.Doc ist ein »Must-have«, wenn es rund ums Kind geht. Egal, ob seine beiden Bücher, sein Instagram-Account, seine App oder vor allem auch sein Podcast: Unbedingt reinschauen, hören, lesen ... aufsaugen und ganz viel für sich mitnehmen.

@privatemidwife

Auf meinem Instagram-Account zeige ich täglich meinen Alltag als Mama und wie ich in sämtlichen Lebenssituationen durch verschiedene Perspektiven dafür sorge, dass mein Glas immer halb voll ist.

REGISTER

LIEBE LESERINNEN UND LESER,
wir wollen Ihnen mit diesem Buch Informationen und Anregungen geben, um Ihnen das Leben zu erleichtern oder Sie zu inspirieren, Neues auszuprobieren. Wir achten bei der Erstellung unserer Bücher auf Aktualität und stellen höchste Ansprüche an Inhalt und Gestaltung. Alle Anleitungen und Rezepte werden von unseren Autoren, jeweils Experten auf ihren Gebieten, gewissenhaft erstellt und von unseren Redakteur*innen mit größter Sorgfalt ausgewählt und geprüft.

Haben wir Ihre Erwartungen erfüllt? Sind Sie mit diesem Buch und seinen Inhalten zufrieden? Wir freuen uns auf Ihre Rückmeldung. Und wir freuen uns, wenn Sie diesen Titel weiterempfehlen, in Ihrem Freundeskreis oder bei Ihrem Online-Kauf.

Sollten wir Ihre Erwartungen so gar nicht erfüllt haben, tauschen wir Ihnen Ihr Buch jederzeit gegen ein gleichwertiges zum gleichen oder ähnlichen Thema um.

KONTAKT ZUM LESERSERVICE
GRÄFE UND UNZER VERLAG
Grillparzerstraße 8
81675 München
www.gu.de

IMPRESSUM

GU ist eine eingetragene Marke der GRÄFE UND UNZER VERLAG GmbH, www.gu.de

ISBN 978-3-8338-9434-3
3. Auflage 2025

Projektleitung:
Petra Bradatsch,
Franziska Daub
Lektorat: Margarethe Brunner
Bildredaktion:
Simone Hoffmann
Herstellung: Gloria Schlayer
Umschlaggestaltung: ki36 Editorial Design, München, Bettina Stickel
Layout: independent Medien-Design, Horst Moser, München; Modifizierung des Layouts durch Uhl + Massopust, Alexander Gröber
Satz: Uhl + Massopust, Aalen
Reproduktion:
Medienprinzen GmbH, München
Druck und Bindung:
Livonia Print, Lettland

Umwelthinweis
Nachhaltigkeit ist uns sehr wichtig. Der Rohstoff Papier ist in der Buchproduktion hierfür von entscheidender Bedeutung. Daher ist dieses Buch auf PEFC-zertifiziertem Papier gedruckt. PEFC garantiert, dass ökologische, soziale und ökonomische Aspekte in der Verarbeitungskette unabhängig überwacht werden und lückenlos nachvollziehbar sind.

Bildnachweis
Cover: Stocksy
Adobe Stock: S. 12, 13, 22, 30, 44, 65, 73, 91, 100, 123, 144, 146, 182, 189, Umschlagklappen; The noun project: S. 11, 14, 16, 27, 28;
Autorenfoto: Bernd Amann
Syndication:
Bildagentur Image Professionals GmbH,
Tumblingerstr. 32,
80337 München
www.imageprofessionals.com

Wichtiger Hinweis
Die Gedanken, Methoden und Anregungen in diesem Buch stellen die Meinung bzw. Erfahrung der Verfasserin dar. Sie wurden von der Autorin nach bestem Wissen erstellt und mit größtmöglicher Sorgfalt geprüft. Sie bieten jedoch keinen Ersatz für persönlichen kompetenten medizinischen Rat. Jede Leserin, jeder Leser ist für das eigene Tun und Lassen auch weiterhin selbst verantwortlich. Weder Autorin noch Verlag können für eventuelle Nachteile oder Schäden, die aus den im Buch gegebenen praktischen Hinweisen resultieren, eine Haftung übernehmen.